W0222394

Inhaltsverzeichnis

Einleitung

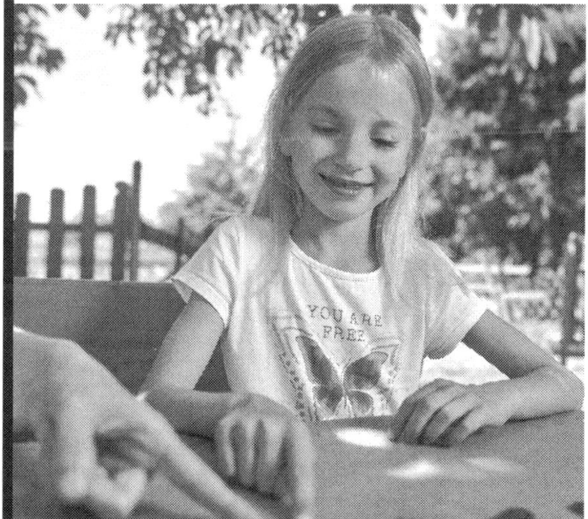

Liebe Leserin, lieber Leser,
um es gleich zu sagen:

Ich liebe Homeschooling!

Nichts ist so wundervoll und zugleich so effektiv wie das gemeinsame Lernen in ruhiger, liebevoller Atmosphäre, ganz auf das Kind abgestimmt, ohne Druck und Leistungskontrollen, dafür mit viel Zeit, Freude und Einfühlung. Ich beglückwünsche alle Eltern, die sich zu diesem Schritt entschieden haben! Wenn du dazu gehörst oder dich mit dem Gedanken trägst, es zu versuchen - dann ist dieses Buch das Richtige für dich!

Ich möchte dir in diesem Buch zeigen:

- Wie du deinem Kind das Lesen, Schreiben und Rechnen beibringst;
- wie du dabei auf einfache Weise vorgehst;
- wie du mit wenig Zeitaufwand auskommen kannst;
- wie du mit wenig Material zum Erfolg gelangst;
- wie dein Kind aktiv lernen kann;
- welche Schritte während des Lernprozesses von deinem Kind durchlaufen werden;
- wo sich eventuell Schwierigkeiten auftun könnten und
- wie du diese überwindest.

Du erfährst aus erster Hand, wie ein erfolgreicher Lehrgang im Lesen, Schreiben und Rechnen aufgebaut ist und wie du ihn zu Hause umsetzen kannst.

Damit du weißt, mit wem du es hier zu tun hast, zunächst einmal...

Zu meiner Person:

Ich heiße Katrin Höll, und ich bin mit Leib und Seele Lehrerin! Nichts macht mir mehr Freude, als Kinder in ihrem Prozess des Lernens zu begleiten und ihre Fortschritte zu be-obachten. Seit über 10 Jahren unterrichte ich in der Grundschule die Lernanfänger der 1. und 2. Klasse. Um hier noch besser zu werden und etwaigen Lernschwächen und -störungen vorzubeugen, habe ich zusätzlich eine Weiterbildung zur Lerntherapeutin absolviert. Ich bin Klassenlehrerin, betreue Kinder mit Schwierigkeiten im Lesen und Rechnen in Kleingruppen (manchmal auch in Einzelförderung) - und ich berate Eltern, wie sie ihr Kind beim Erwerb der Grundlagen des Lesens, Schreibens und Rechnens zu Hause erfolgreich mit unterstützen können.

Wie kommt es, dass eine Lehrerin ein Homeschool-Fan ist?

Die Antwort ist: Seit ich das erste Mal vom Homeschooling gehört habe, bin ich davon fasziniert! Völlig selbstbestimmte Entscheidungen zu treffen, seinen eigenen Weg zu gehen, sich diese Freiheit einfach herauszunehmen – das entspricht genau meinen eigenen Lebensgefühl! Ich finde es großartig, dass immer mehr Leute sich dafür entscheiden, und bin auch überzeugt davon, dass es gelingen kann. Für mich selbst kommt das Thema leider etwas zu spät - meine eigenen Kinder sind bereits Teenager und werden die Schule bald abschließen.

Würde ich heute jedoch nochmals mit dem Kinderkriegen anfangen - ich würde mich sicher für das Homeschooling entscheiden!
Meine ganze persönliche Erfahrung - als Mutter mit den eigenen Kindern, als Lehrerin in der Schule und in der Lernförderung - zeigt mir jeden Tag aufs Neue: Kinder lernen am besten in der Eins-zu-eins-Situation, und dabei am leichtesten von den Menschen, die sie lieben und denen sie vertrauen. Die emotionale Verfassung spielt eine unglaublich große Rolle beim Lernen. Zugleich erleben Kinder solche Momente als große Entlastung: Endlich kümmert sich jemand nur um sie. Endlich müssen sie sich nicht mehr vergleichen, endlich müssen sie nicht mehr ihre ganze hektische Umgebung krampfhaft ausblenden, um mitzukommen, endlich können sie in ihrem eigenen Tempo arbeiten. Danach wirken sie fast immer erfrischt und glücklich, weil sie in der Einzelsituation auf ihrem eigenen, genau für sie passenden Lernstand arbeiten und Erfolgserlebnisse erleben konnten. Wer solche Situationen erlebt hat, weiß: Schulisches Lernen bedeutet oft Stress, selbst in einer Fördergruppe mit wenigen Kindern! Das Problem sind volle Klassen und volle Lehrpläne, zu wenig Zeit und Leistungsdruck.
Dies bringt mich direkt zum nächsten Punkt:

Vorteile des Homeschoolings:

Diese liegen für mich klar auf der Hand:

- Dein Kind hat Ruhe;
- dein Kind hat Zeit;
- dein Kind ist keinem ständigen Vergleichsdruck in der

Klasse ausgesetzt ("Andere verstehen es schneller!");

- dein Kind kann sich so lange einem Lerngegenstand widmen, wie es möchte;
- du kannst Unsicherheiten sofort erkennen und darauf eingehen;
- dein Kind verschwendet nicht wertvolle Stunden mit all der Zeit, die in der Schule für die Organisation anfällt;
- du selbst bist befreit von dem starren Rhythmus, den die Schulzeit mit sich bringt. Dies entlastet den Familienalltag erheblich!

Du siehst, Homeschooling ist eine echte Alternative zum Schulbesuch! Bedenke jedoch:

Homeschooling - nur im Ausland!

Wie du sicher weißt, ist das reine Unterrichten zu Hause in Deutschland nicht erlaubt. Auch im europäischen Ausland gibt es teilweise die Schulpflicht (z. B. in Schweden), in manchen Ländern wiederum gilt lediglich die Unterrichtspflicht (wie in Österreich). Diese unterliegt aber ebenfalls teilweise strengen Kontrollen. Hier müssen sich Eltern ganz schön "ins Zeug legen" und einem streng festgelegten Lehrplan folgen.
Immer mehr Eltern entschließen sich dazu, diesem starren Korsett zu entkommen. Familien verlassen Länder, in denen sie Schul- oder Unterrichtspflicht ausgesetzt sind, um auf Weltreise zu gehen oder schlicht auszuwandern. Manche Familien möchten Deutschland aber auch gar nicht dauerhaft verlassen, sondern einfach nur eine "Auszeit" nehmen - und dabei eben keine Rücksicht auf von außen auferlegte Zwänge nehmen. All diesen Familien gilt mein höchster Respekt!

Checkliste: Bist du bereit zum Homeschooling?

Wenn du dies für dich abgeklärt hast, bist du möglicherweise trotzdem noch unsicher, ob du dir wirklich zutrauen kannst, dein Kind selbst beim Lernen zu begleiten?
Wichtig ist meiner Meinung nach zunächst deine grundsätzliche Einstellung. Danach kannst du dich den konkreten Inhalten widmen.
Ich rate dir zu folgender Haltung:

- Habe Vertrauen! Vertrauen in die Fähigkeiten deines Kindes, und Vertrauen in dich selbst!
- Hüte dich vor großen Erwartungen. Gehe gelassen an die Sache heran. Lernen und Lehren ist immer ein Prozess, bei dem du auch Fehler machen darfst. Bleibe einfach reflektiert!
- Mache dir eines ganz klar:

Du bist der Experte für dein Kind!

Und wer könnte dein Kind denn besser betreuen, es einfühlsamer anleiten, aufmerksamer beobachten als du?
Viele Eltern haben bestimmte Ideale vom Lernprozess im Kopf. Daher meine Frage:

Welche Vorstellungen vom freien Lernen hast du?

- Möchtest du dein Kind völlig sich selbst überlassen in dem tiefen Vertrauen, dass es schon alles selbst lernen kann, was es sich vornimmt?
- Glaubst du, dass dein Kind in der Lage ist, sich vielfältigen

wichtigen Inhalten zu widmen, auch wenn es nicht daran interessiert ist?

Oder:

- Ist es dir wichtig, dein Kind gerade während der sensiblen Anfangsphase im Lernen ganz intensiv zu begleiten und zu unterstützen?
- Möchtest du dein Kind liebevoll an Inhalte heranführen, die ihm vielleicht zunächst weniger attraktiv erscheinen, und sein Interesse daran wecken?
- Wünschst du dir, dass dein Kind eine positive Einstellung zum Lernen bekommt?
- Ist es dein Ziel, dass dein Kind schließlich immer selbständiger und bewusster auswählen kann, was es lernen möchte, sprich, dass es ein Freilerner wird?
- Möchtest du dein Kind dazu befähigen, sich selbständig und aktiv die Welt anzueignen?
- Und schließlich: Hast du im Hinterkopf, dass dein Kind vielleicht eines Tages aus eigenem Antrieb einen Schulabschluss machen möchte?

Ich denke, du siehst, worauf ich mit diesen Fragen hinaus will: Ich möchte dir empfehlen, auf die Grundfertigkeiten - also die grundsätzliche Fähigkeit des Lesens, Schreibens und Rechnens - genügend Aufmerksamkeit zu legen. Nimm dein Kind in dieser Phase liebevoll und mit allem gebotenen Respekt für seine individuelle Entwicklung an die Hand. Nur mit einem soliden Fundament kommt dein Kind dahin, sich selbständig und eigenverantwortlich weiter zu bilden, und dies ist dein Ziel! Deinem Kind gerade am Anfang zu helfen, ist keine

Bevormundung, sondern gerade damit befähigst du es, auf seinen eigenen Beinen zu stehen.
Aber keine Sorge: Ich will dir hier keinesfalls empfehlen, einen schnöden Frontalunterricht zu praktizieren.Im Gegenteil: Lernen gelingt immer am besten durch Aktivwerden, durch selbständiges Handeln. Dennoch betone ich: Die Basis zu schaffen ist das Wichtigste.

Warum ist dies so?

Die Antwort darauf ist ganz einfach:

Lesen, Schreiben und Rechnen sind das Handwerkszeug für dein Kind!

Ich möchte dies an einem einfachen Beispiel verdeutlichen: Dem Fahrradfahren. Zunächst benötigst du die Fähigkeit, das Gleichgewicht zu halten, die Pedale zu treten, die Vorder- und Rückbremse zu bedienen und vielleicht noch etwas Übung, auf verschiedenartigen Untergründen zu fahren. Dies ist das reine Handwerk! Erst jetzt kannst du damit anfangen, deine Aufmerksamkeit auf etwas anderes als dich selbst und das Fahren an sich zu lenken. Du kannst Verkehrsregeln lernen, steile Berge hinabfahren, ja vielleicht sogar Radprofi werden, als BMX-Fahrer kühne Sprünge wagen oder gar für die Tour de France trainieren. Du kannst alles erreichen, wenn du dein Handwerk - nämlich automatisch und ohne zu überlegen Fahrrad zu fahren - beherrschst! Das gleiche gilt auch für Köche, die zunächst das simple Handwerk erlernen müssen, bevor sie kreativ zu Werke gehen und die grandiosesten Gerichte zaubern können. Der Friseur beginnt ebenfalls mit dem Erwerb ganz grundsätzlicher Fertigkeiten wie Haarewaschen oder Spitzenschneiden. Die Liste lässt sich praktisch in jedem Bereich weiterführen.

Und das Rüstzeug eines frei lernenden Kindes ist seine Fähigkeit, das Lesen, Schreiben und Rechnen in seinen Grundzügen zu beherrschen.

Dabei möchte ich dir helfen! Aus meiner Sicht - aufgrund meiner langjährigen Erfahrung - gibt es das "ideale Kind", das sich spielend alle Fertigkeiten aneignet, nicht! Die meisten Kinder werden sich - egal wie ansprechend ihre Umgebung gestaltet ist - immer von ihren Interessen leiten lassen und sich dem zuwenden, was für sie am leichtesten zugänglich ist – wir Erwachsenen tun das übrigens auch! Deine Tochter brennt vielleicht schon bald darauf, die schönsten Geschichten zu verfassen, vom Rechnen möchte sie aber nichts wissen? Dein Sohn ist verrückt nach Zahlen und rechnet immerzu, Buchstaben aber interessieren ihn gar nicht? Zeige du ihnen, wie viel Freude auch andere Dinge machen können, wenn man sie erst beherrscht, und lege den Grundstein für ein umfassendes Weltverstehen! Mache dein Kind stark und unabhängig! Dies ist das Ziel von Bildung!

Der sichere Weg

Viele Eltern trauen sich durchaus zu Recht zu, ihren Kindern das Lesen, Schreiben und Rechnen selbst beizubringen. Meist hangeln sie sich in dieser Situation an gängigen Schulbüchern entlang. An dieser Stelle sage ich dir: Du kannst Schulbücher natürlich gerne als Zusatz benutzen, aber du brauchst sie auch

nicht (auf das Thema Schulbücher kommen wir später noch zu sprechen). Der Lernprozess gelingt dann am besten, wenn du selbst verstanden hast, wie es funktioniert und die Zusammenhänge der einzelnen Schritte durchschaut hast. Je mehr Struktur du in deinen begleitenden „Lehrgang" legst, desto effektiver wird er, und mit umso mehr Freude wird dein Kind lernen. Eine positive, aufgeschlossene Haltung gegenüber dem Lernen kannst du am besten vermitteln, wenn du weißt, wo das Ziel ist.
Ich möchte dich ausdrücklich ermutigen, mit deinem Kind diesen Weg zu gehen und dir dazu Folgendes erzählen: Die Gespräche mit Eltern in der Lernberatung haben mir immer wieder gezeigt, wie groß die Verunsicherung, die Verwirrung der meisten Eltern ist angesichts der verschiedenen Schwierigkeiten ihres Kindes in der Schule. Sie möchten helfen, fühlen sich aber selbst hilflos. Erhalten sie aber einen Fahrplan, eine Anleitung, was zu tun ist, verstehen und durchschauen sie, wie ihr Kind lernt, und werden zu kompetenten Lernbegleitern.
In meinem Buch möchte ich dir nun einen solchen Fahrplan an die Hand geben, an dem du dich orientieren kannst. Du wirst schnell sehen, was du davon gebrauchen kannst, mit welchen Teilen du dich intensiver auseinander setzen musst und welche du nur anzuschneiden brauchst, weil dein Kind bereits sicher ist. Noch einmal: Du bist der Experte für dein Kind!

Beginnen wir also mit der Praxis! Du findest die Anleitung für das Lesen und Schreiben im ersten und die Anleitung für das Rechnen im zweiten Praxisteil beschrieben. Beide Teile können und sollten natürlich bei deinem Homeschooling parallel behandelt werden. Selbstverständlich kannst du auch immer wieder den Fokus nur auf das Lesen oder das Rechnen legen; im Allgemeinen jedoch beanspruchen beide Teilbereiche jeweils eine tägliche Zeitspanne von unter einer halben Stunde, so dass du beides bequem nacheinander mit deinem Kind bearbeiten kannst. Um es abwechslungsreich zu gestalten, kannst du mal mit dem einen, mal mit dem anderen Bereich beginnen.

Und nun wünsche ich euch viel Erfolg und vor allem viel Spaß beim Homeschooling!

Eure Katrin

Praxisteil Lesen und Schreiben

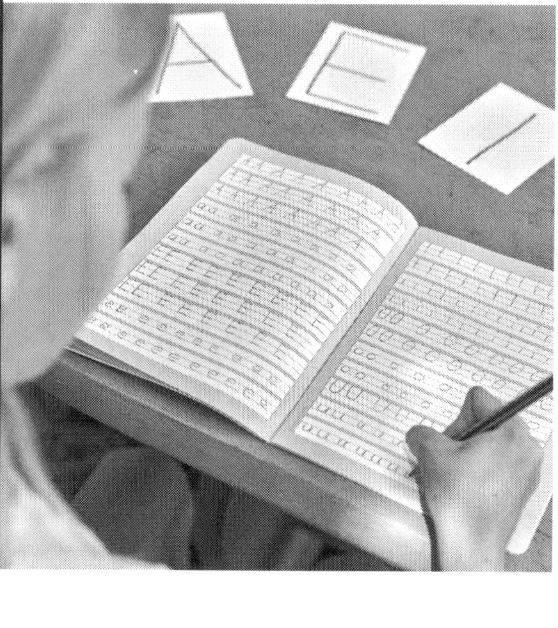

Was lernen Kinder im klassischen Deutschunterricht der Grundschule? Sie lernen – kurz gesagt – das Lesen und Schreiben. Dies ist es auch, was dein Kind im Homeschooling lernt – unterstützt und begleitet von dir!
Bevor wir uns ansehen, welche Schritte dein Kind dabei durchläuft, möchte ich vorab noch einmal betonen, wie groß die Bedeutung des Lesens tatsächlich ist. Im Wesentlichen gilt:

Wer lesen lernt, entwickelt entscheidend seine Fähigkeit zum Denken.

Bringst du deinem Kind das Lesen bei, hilfst du ihm also ganz konkret, sich intellektuell zu entfalten, oder ganz einfach ausgedrückt: Dein Kind wird durch Lesen schlau! Bei erwachsenen Analphabeten kann man meist sehr schnell feststellen, dass ihre Sprach- und Denkentwicklung auf einem niedrigeren Stand geblieben ist. Auch nuscheln sie häufig oder machen andere Aussprachefehler. Ihnen fehlt einfach ein wichtiges Werkzeug, um sich die Welt anzueignen.
Hinzu kommt, dass sich dein Kind als guter Leser ganz nach seinen eigenen Interessen weiterbilden kann, ohne auf fremde Hilfe (oder einen Lehrer) angewiesen zu sein. Dies macht es unabhängig und selbstbewusst.
Und interessierte Kinder stellen schnell fest: Lesen ist der Schlüssel zur Wissenswelt.

Wichtige Fragen vorab

Wenn du ohne die Vorgaben der Schule vieles selbst entscheiden musst, ergeben sich für dich bestimmt einige Fragen:

1) „Wie alt muss mein Kind sein, um lesen und schreiben lernen zu können?“

Diese Frage lässt sich sicher nur individuell beantworten. Grundsätzlich gilt: Bevor dein Kind nicht wenigstens 5 Jahre alt ist, ist es für viele schulische Inhalte noch gar nicht aufnahmebereit. Das wissen wir aus der Entwicklungs- und Lernpsychologie. In Kindergärten findet meist im letzten Jahr ein wenig Vorschularbeit statt. Mit 6 kommen in Deutschland die meisten Kinder zur Schule, verspielte Kinder können auch erst mit 7 Jahren eingeschult werden. Dies scheint nach wissenschaftlichen Erkenntnissen tatsächlich ein gutes „Einstiegsalter“ für das angeleitete Lernen zu sein. Interessant ist: In Finnland, das in der Pisa-Studie immer weit vorne liegt, werden Kinder stets mit 7 Jahren eingeschult.
Das zeigt uns deutlich, dass es sehr wichtig ist, dein Kind nicht zu früh zum Lernen bringen zu wollen. Der ideale Zeitpunkt ist, wenn es selbst Interesse zeigt! Bremse sein Interesse auf keinen Fall, aber gehe trotzdem immer behutsam vor. Überforderung führt zu Enttäuschung, und die möchtest du vermeiden!
Übe andererseits auch niemals Druck aus. Du weißt: Das Gras wächst nicht schneller, wenn man daran zieht!

2.) „Sollte ich beim Homeschooling zu festgelegten Zeiten lernen, oder nur, wenn mein Kind möchte?“

Ich denke, dass jüngere Kinder noch damit überfordert sind, alleine einen passenden Zeitpunkt auszuwählen. Ältere können es dann durchaus selbst entscheiden und ihren Tag zunehmend eigenständig strukturieren.
Solange dein Kind noch klein ist, halte ich eine festgelegte

Lernzeit tatsächlich für sinnvoll und hilfreich für euch beide. Struktur wirkt sich entspannend aus, wechselnde Tagesabläufe können eher für ein Durcheinander sorgen. Kinder lieben Struktur! Das kannst du dir gut für eure Lernzeit zunutze machen.
Am besten ist es, morgens ausgeschlafen und nach einem guten Frühstück gleich damit zu beginnen. Am Vormittag ist dein Kind am meisten aufnahmebereit.
Manche Übungen und kleine Spiele, die das Lernen unterstützen, kannst du auch über den Tag verteilt mit einfließen lassen.

3.) „Wie lange muss ich mit meinem Kind lernen?“

Das ist gerade eine der schönsten Seiten des Homeschoolings: Du brauchst nicht viel Zeit! Am Anfang kannst du mit wenigen Minuten beginnen, später wird vielleicht eine halbe Stunde daraus, dann eine Stunde.
Aber: Ich behaupte, dass der Stoff, der während der gesamten Grundschulzeit vermittelt wird, täglich in maximal zwei Stunden erarbeitet werden kann!
Es steht dir und deinem Kind natürlich frei, die Lernzeit auszudehnen, wie es euch gefällt. Habe einfach im Blick, dass Kinder nach einer gewissen Zeit der Konzentration wieder Entspannung brauchen. Arbeitet nicht „bis zur Erschöpfung“!

4.) „Was tue ich, wenn mein Kind etwas nicht versteht?“

Zunächst einmal: Bleibe gelassen. Kläre in Ruhe ab, wo genau dein Kind etwas nicht begriffen hat. Gehe dann nochmal einen

Schritt zurück und setze einfach eine Stufe darunter nochmals an. Bleibe eine Weile auf der Stufe, die dein Kind gut beherrscht, und versuche erst nach einer gewissen Zeit, weiterzugehen. Häufig ist das Nicht-Verstehen schlicht und ergreifend ein Problem der Reife. Ist dein Kind noch sehr jung? Gehe es langsamer an. Dein Kind hat Zeit!
Häufigen Problemen und möglichen Lösungen wenden wir uns jeweils bei den einzelnen Schritten zu.

5.) „Was tue ich, wenn mein Kind gleich alles versteht?“

Manche Kinder machen richtig Spaß, denn sie sind nicht nur lernfreudig, sondern erfassen auch alles sehr schnell, fast spielend! Was ist dann zu tun? Ich rate dir, dennoch jeden Schritt wenigstens kurz abzulaufen und immer zu prüfen, ob dein Kind auch wirklich alles durchschaut hat.
Selbst mir als erfahrener Lehrerin passiert es, dass ich schnelle Kinder teilweise überschätze. Gebe ich ihnen dann eigene Aufgaben zum selbständigen Weiterarbeiten, stelle ich fest, dass sie doch noch nicht so sicher sind wie angenommen. Es macht auch bei diesen Kindern Sinn, eine kurze Zeit auf einer Stufe zu verweilen, selbst wenn alles begriffen wurde, um das Gelernte sicher im Gedächtnis zu verankern, bevor man weitergeht.

6.) „Wie viel muss geübt werden?“

Ich hoffe, dass du dir diese Frage stellst. Denn an dieser Stelle möchte ich dir etwas sagen über den einen großen Vorteil, den die Schule möglicherweise vor dem Homeschooling bietet.

Es handelt sich hierbei um die Regelmäßigkeit, mit der Lesen, Schreiben und Rechnen in der Schule zuverlässig jeden Tag geübt wird. Die Übung ist das tägliche Brot!
Lass uns diesen wichtigen Punkt kurz betrachten: Wenn wir uns nur kurzzeitig mit einer Sache befassen, vergessen wir sie schnell. Um etwas wirklich zu „behalten", müssen wir uns so häufig mit der Sache befasst haben, dass sie in unserem Gehirn vom Kurzzeit- ins Langzeitgedächtnis wandern kann. Erst dann ist sie sicher verankert. Diesen Vorgang nennt man Automatisieren.
Die neuere Gehirnforschung benennt den Vorteil des Automatisierens ausdrücklich im Zusammenhang mit dem Lernen: Sobald wir etwas automatisiert haben, ist unser Gehirn entlastet, denn wir müssen uns nicht mehr anstrengen. Wir können dann – während wir zum Beispiel automatisiert lesen – gleichzeitig den Text verstehen und darüber nachdenken.
Zu Beginn musst du natürlich noch nicht so viel mit deinem Kind üben; meist reichen dafür zunächst einige Minuten am Tag. Aber: Lesen und Schreiben zu lernen ist ein Prozess, der sich über einen langen Zeitraum erstreckt. Nicht umsonst heißt es: Er ist ein geübter Leser!
Wer dahin kommen will, längere und kompliziertere Texte zu lesen (und vielleicht auch selbst zu schreiben), muss: Lesen, lesen, lesen!

Daher rate ich dir: Bleibe dran! Ermutige dein Kind zum Lesen. Lies auch selbst viel vor.
Wecke sein Interesse an Büchern und Geschichten, die ihm Spaß machen.

Welches Material benötigst du?

Du kannst Folgendes für den Bereich Lesen und Schreiben beschaffen:

- weiße oder linierte Karteikarten,
- ein Schreibheft für die erste Klasse (Lineatur 1),
- ein großes Heft (ohne Lineatur) oder ein leeres Büchlein,
- einen weißen Block, mit etwas festerem Papier,
- Bleistift, Buntstifte, Radiergummi, Lineal, Anspitzer,
- verschiedene Mal- und Bastelsachen (Tuschkasten und Pinsel, Wachsmalstifte, Knete, ein wenig Buntpapier).

Wenn du es möchtest, kannst du dir zur Unterstützung gerne Schulbücher anschaffen. Ich werde aber bewusst keines empfehlen, denn erstens sind sie von Bundesland zu Bundesland verschieden, und zweitens haben sie alle ihre Vor- und Nachteile. Ich habe viele ausprobiert, und nie hat mich eines restlos überzeugt. Sie sollten in einem gelungenen Unterricht (egal ob zu Hause oder in der Schule) nur als Zusatz dienen. Außerdem sind die meisten sehr bunt, teilweise fast unübersichtlich, und sie geben nicht genügend Zeit zum Üben, sondern springen sehr schnell von Stufe zu Stufe. Hielte man sich nur an Schulbücher, wäre dies eindeutig nicht ausreichend!

Vier goldene Regeln für eine positive Lernhaltung:

1) Sei ein gutes Vorbild! Vermittle deinem Kind einfach durch dein eigenes Verhalten, wie viel Spaß das Lesen (und das Lernen allgemein) macht, und dass es sich lohnt, es richtig zu beherrschen.

2) Arbeite immer auf dem Stand deines Kindes. In der Schule sagen wir: „Hole es dort ab, wo es steht!“
3) Überfordere dein Kind nicht! Bleibe im Zweifelsfall länger bei einer Sache, die dein Kind sicher beherrscht, als ihm zu vermitteln: „Das kann ich nicht!“
4) Beende die Lernzeit immer mit einem Erfolg! Das gibt deinem Kind ein gutes Gefühl!

Der Fünf-Schritte-Fahrplan zum Lesen und Schreiben

Wir benutzen für den Lese- und Schreiblehrgang die folgende, 5-schrittige Reihenfolge, an der wir uns orientieren:

- Schritt 1: Vorübungen (Bewusstes Wahrnehmen von Sprache ist die Basis);
- Schritt 2: Kennen- und Schreibenlernen sowie Automatisieren der ersten 10 Buchstaben in Druckschrift (Zunächst die Vokale und fünf Konsonanten);
- Schritt 3: Die Lesesynthese begreifen (das heißt: Buchstaben zum Wort zusammenziehen);
- Schritt 4: Lautgetreues Verschriften von Silben und Wörtern;
- Schritt 5: Lese-Rechtschreib-Training anhand von lautgetreuen Lernwörtern.

Beginnen wir nun mit den einzelnen Schritten. Ich erläutere zu Beginn jedes Kapitels dessen Bedeutung und gebe dir allgemeine Informationen. Danach bekommst du eine konkrete Anleitung, wie du vorgehen kannst. Schließlich zeige dir auf, welche Schwierigkeiten sich ergeben könnten und wie du ihnen begegnest. Zum Schluss gebe ich dir Tipps zur Dauer des einzelnen Schrittes.

Schritt 1:
Vorübungen
Sprach-Wahrnehmung

Überblick und Bedeutung

Am Anfang lenkst du das Augenmerk deines Kindes auf die Lautstruktur der Sprache. In der Schule spricht man davon, die „phonologische Bewusstheit“ zu trainieren. Das bedeutet, Laute und Rhythmus von Sprache zu erfassen.
Folgende drei Übungen stehen am Anfang:

- Das deutliche und häufige Sprechen von Wörten und gleichzeitiges In -die-Luft-Malen von Silbenbögen (Ma-ma, E-le-fant, Re-gen-bo-gen),
- das Heraushören von gleichen Anlauten in Wörtern (Schaukel-Schlange),
- das Finden von Reimwörtern (Haus-Maus).

Natürlich hat dein Kind schon sein Leben lang mit Sprache und ihrem Rhythmus zu tun. Von Geburt an ist es umgeben

von Sprache, und je intensiver mit dem Kind gesprochen, je mehr ihm vorgelesen und je öfter in der Familie gesungen wurde, desto besser ist es auf das Lesen vorbereitet. Viele Abzählreime und Kinderlieder sind nicht nur rhythmisch, sie enthalten regelrecht schon eine Silbengliederung. Denke nur an einfachste Kinderliedtexte: „AL-le mei-ne Ent-chen“ oder „Es klap-pert die Müh-le am rau-schen-den Bach“ und viele mehr. Wenn du in diesen Punkten aktiv warst, hast du schon viel Vorarbeit geleistet!
Die Fähigkeit, ein Wort in seine Silben zu gliedern, ist sehr wichtig für den späteren Schreibprozess. Das deutliche Sprechen in Silben hilft dem Kind, die einzelnen Laute der Silbe herauszuhören und mit den passenden Buchstaben zu verschriften. Du solltest also entsprechenden Wert darauf legen.

Insgesamt rate ich dir dazu, weiterhin viel vorzulesen und viel zu singen; dies kannst du übrigens noch viele Jahre in der Familie praktizieren, denn es stärkt den Zusammenhalt.

Anleitung zur Silbengliederung

Mache folgende Übung:

1) Du und dein Kind steht euch gegenüber, du spiegelst jede Bewegung.
2) Dein Kind (falls es Rechtshänder ist) hebt den rechten Arm nach links oben etwas über die Schulterhöhe – es muss also über seine Körpermitte kreuzen. Linkshänder heben die linke Hand ebenfalls nach links oben (noch ohne zu kreuzen).
3) Dann wird die Silbe gesprochen, gleichzeitig führt das Kind

in einem u-förmigen Bogen den Arm vor seinem Körper von links nach rechts oben (ein Linkshänder tut dasselbe, nur mit dem linken Arm).

4) Um dies zu unterstützen, geht ihr gleichzeitig einen Schritt nach rechts (dies ist die Schreibrichtung!).
5) Wenn der Arm rechts oben angekommen ist, macht er eine bogenförmige Bewegung über den Kopf zurück in die Ausgangsposition (links oben).
6) Jetzt folgt die nächste Silbe.

Du kannst auf den Abbildungen den Vorgang noch einmal nachvollziehen.

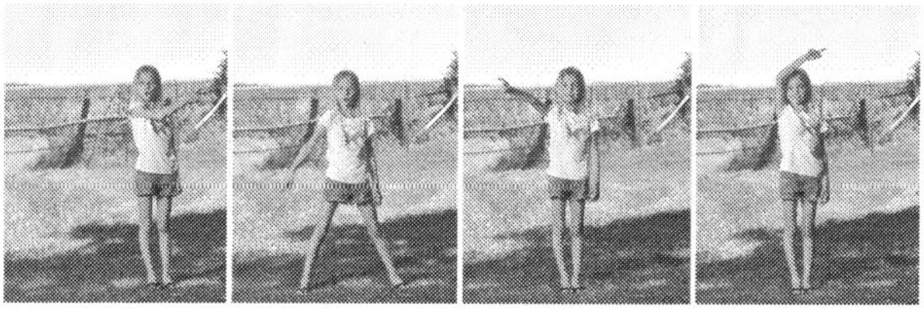

Auf diese Weise könnt ihr viele Wörter „erschreiten“ oder „ertanzen“ und dabei den Rhythmus der Sprache erfassen. Deinem Kind fällt dies vermutlich schnell leicht. Denkt euch gemeinsam Wörter aus, die ihr „tanzen“ wollt, zum Beispiel Lieblingsessen: Pfann-ku-chen; Ba-na-ne, Me-lo-ne; Nu-del-sa-lat. Oder Familienmitglieder: O-pa Man-fred; Tan-te Sa-bi-ne. Auch Lieblingsmärchen (Schnee-witt-chen) oder Lieblings-tiere (Lö-we) sind geeignet.

Dein Kind wird wahrscheinlich begeistert davon sein, sich immer neue Wörter auszudenken!

Welche Schwierigkeiten sind möglich?

Manche Kinder haben tatsächlich Schwierigkeiten damit, beim Silbenbögen-Schwingen mit dem Arm über ihre Körpermitte zu kreuzen. Auch das gleichzeitige Schreiten, verbunden mit dem Armschwung und dem Sprechen, gelingt manchmal nicht auf Anhieb.

Was kannst du tun?

Stelle dich zuerst hinter dein Kind und führe gemeinsam mit ihm die Schwungbewegung und das Schreiten aus. So beginnt es die Bewegung sozusagen mit dem Körper zu verstehen. Lasst euch Zeit mit dem Üben!
Du musst dein Kind aber auch nicht damit quälen, wenn es ihm zu schwer fällt. Dann muss es für den Augenblick genügen, die Silbenbögen nur mit dem Finger in die Luft (oder auf den Tisch oder in den Sand) zu malen. Wenn die Wörter klar gesprochen und gegliedert werden, hat dein Kind auch so eine ausreichende Vorbereitung.

Anleitung zum Anlaute-Finden

1) Seht euch dort um, wo ihr gerade seid! Was sicht dcin Kind? Lass es alles benennen (Himmel, Fenster, Tisch und so weiter).
2) Frage einfach jedes Mal: „Was hörst du vorne? Womit fängt das Wort an?“ Viele Kinder sind sofort in der Lage, den ersten Buchstaben herauszuhören, andere verstehen es schnell, wenn du das Wort ganz klar sprichst und betonst. Mache es einfach ein paar Mal vor, dann weiß dein Kind,

um was es geht.

3) Sammelt Wörter mit demselben Anlaut. Dein Kind sagt zum Beispiel: „Hier ist ein Affe! Das fängt mit A an." Dann antwortest du: „Richtig, ein Affe mit A. Was fängt denn noch mit A an?"
4) Benutze auch Bilder oder Fotos oder Karten von Memory und anderen Spielen. Vielleicht passen ja sogar welche zusammen, die vorne gleich klingen (zum Beispiel Fisch und Fenster beim Junior-Memory).
5) Stellt euch gegenseitig Aufgaben, zum Beispiel: „Ich sage ein Wort und du sagst, womit es anfängt!" (Zum Beispiel Schaufel, Wasser, Elefant...)
6) Oder weitergeführt: „Kennst du ein Wort, das auch so anfängt?"
7) Nenne 3 Wörter. Du sagst: „Ich sage dir jetzt 3 Wörter, und du findest heraus, welche vorne gleich klingen: Bär – Milch – Blume!"
8) Die Übung kann auch auf 5 oder mehr Wörter ausgedehnt werden: „Ball – Meer – Sonne – Baum – Tür! Welche Wörter klingen vorne gleich?"
9) Lass auch dein Kind solche Rätselaufgaben erfinden.

Welche Schwierigkeiten sind möglich?

Manche Kinder hören die Anlaute nicht gut heraus, gelegentlich fangen sie sogar an zu raten.

Was kannst du tun?

1) Beschränke dich zuerst nur auf einen Buchstaben (zum Beispiel „A").

2) Sprecht ihn immer wieder deutlich und langgezogen („Aaaaaaa").
3) Findet möglichst viele Wörter mit A und sprecht sie übertrieben lang aus (Aaaaampel, Aaaaaffe, Aaaaananas).
4) Führe die beschriebenen spielerischen Übungen ebenfalls durch, aber bleibe lange bei einem Buchstaben, der herausgehört werden soll. „Was fängt mit A an: Alaska – Igel – Ameise!" Sprich ganz deutlich! Lasse dein Kind ganz viel und deutlich nachsprechen.
5) Lass dir auch mit dem nächsten und übernächsten Buchstaben viel Zeit.

Mit etwas Geduld schulst du auf diese Weise das bewusste Hören deines Kindes. Wir werden auf weitere Möglichkeiten noch im Schritt 2 (Kennenlernen von Buchstaben) zu sprechen kommen. Wenn du bemerkst, dass dein Kind einige Schwierigkeiten hat, Laute zu unterscheiden, kannst du dann noch an dieser Stelle besonders bewusst und gründlich darauf eingehen.

Anleitung für Reimwörter

Kinder lieben Reime! Du kannst deine eigene ganze Fundgrube an Abzählreimen und Klatsch-Spielen aus der Kindheit aktivieren und deinem Kind beibringen. Dies schult nebenbei auch noch das Gedächtnis!

1) Ihr könnt Spiele machen: Einer sagt ein Wort, der andere muss einen Reim finden. Dabei darf ruhig auch Unsinn erlaubt sein, und ihr erfindet Reimwörter. Dein Kind wird sich wahrscheinlich vor Lachen kringeln.
2) Oder du nennst (ähnlich wie oben) drei oder mehr Wörter,

und dein Kind findet die Reime, zum Beispiel: „Wanne – Suppe – Kanne! Welche beiden Wörter reimen sich?“ Auch dein Kind kann sich Rätsel für dich überlegen.

3) Lies deinem Kind Bücher vor, die in Reimen geschrieben sind. Der Klassiker: „Max und Moritz“ von Wilhelm Busch.

Welche Schwierigkeiten sind möglich?

Manche Kinder können sich längere (Abzähl-)Reime und Liedtexte nicht gut merken.

Was kannst du tun?

Die Merkfähigkeit zu schulen ist sehr wichtig!

1) Übt die Reime immer wieder. Achte auf die richtige Aussprache, dein Kind soll nichts „vernuscheln“.
2) Singe ganz viel! Musik spricht vielfältige Hirnbereiche an und unterstützt wissenschaftlich belegt das Lernen! Mit jedem Lied, das dein Kind auswendig lernt, vernetzen sich im Gehirn mehr und mehr „Schaltungen“, und dein Kind kann umso leichter lernen (das gilt natürlich auch für Reime und Gedichte!).
3) Spielt Spiele, die das Gedächtnis trainieren, zum Beispiel „Ich packe meinen Koffer“.

Dauer

Wenn dein Kind erst 5 Jahre alt ist, kannst du im Grunde wochen- oder sogar monatelang täglich einige Minuten mit den Übungen und Spielen verbringen. Es ist klassisches

Vorschultraining, das in der ersten Klasse wieder aufgegriffen wird.
Bei 6- bis 7-jährigen Kindern, die alle Übungen rasch begreifen, kannst du schneller vorangehen. In der Schule werden die Übungen normalerweise während der ersten 3 bis 4 Wochen intensiv durchgeführt. Aber im gesamten ersten Schuljahr werden sie immer wieder aufgegriffen, vor allem das Silbentraining. Du kannst dich daran orientieren.
Übe täglich etwa 10 bis 20 Minuten, über einen Zeitraum von wenigstens 2 bis 3 Wochen. Langweilt sich dein Kind schnell damit, gehe schon nach einigen Tagen zu Schritt 2. Hat es viel Freude daran oder fällt ihm manches noch schwer, mache weiter, bis du spürst, dass die Übungen sich erschöpft haben.

Schritt 2

Kennenlernen und Automatisieren der ersten 10 Buchstaben

Überblick und Bedeutung

Hast du die in Schritt 1 beschriebenen Übungen erfolgreich durchgeführt, ist das Lesen und Schreiben bei deinem Kind gut „angebahnt“. Du kannst nun dazu übergehen, mit deinem Kind die Buchstaben zu lernen.
Einige Kinder kennen schon viele Buchstaben, dennoch rate ich dir, sie noch einmal Schritt für Schritt durchzugehen, genau zu artikulieren und das Schreiben zu üben.

Sehr wichtig beim Lernen der Buchstaben ist: Sprich bei jedem Buchstaben nur den tatsächlichen Laut aus, also nicht "Eff", sondern "Fff", nicht "Emm", sondern "Mmm"!
In der Schule lernen Kinder zunächst die Druckbuchstaben, danach folgt die Schreibschrift. Der Lehrgang dieses Buches ist ebenso angelegt.

Übe zuerst die Vokale A,E,I,O,U, danach die Konsonanten L, M, F, N und S (in dieser Reihenfolge). Dies hat folgende Gründe: Erstens sind die Vokale die wichtigsten Buchstaben, denn es gibt im Deutschen keine Silbe ohne Vokal. Das kannst du deinem Kind auch so erklären. Manche Schulbücher nennen Vokale daher die „Silbenkönige“. Wenn deinem Kind dieser Begriff gefällt, könnt ihr ihn verwenden.
Zweitens können Vokale und die genannten Konsonanten lang gesprochen werden (anders als B oder T, die nur kurz gesprochen werden). Deshalb kann man an ihnen besonders gut die Wahrnehmung der Artikulation üben – wo in meinem Mund wird der Laut gebildet?

Anleitung für das Lernen von Buchstaben

Ich zeige dir die Schritte am Beispiel des Buchstabens „o“:

1) Einleitend kannst du deinem Kind ruhig ganz klar mitteilen: „Wir lernen heute das o!“ Am besten schreibst du es groß (den Groß- und den Kleinbuchstaben) auf ein weißes Blatt deines Malblocks, damit dein Kind es gleich sehen und zuordnen kann. Tipp: Auch eine kleine Schiefertafel ist dafür gut geeignet; Kinder lieben es, mit Kreide zu schreiben und dann mit einem Schwämmchen alles wieder wegzuwischen.
2) Dann wählst du ein paar Wörter, die mit o beginnen, zum Beispiel Oma, Opa, Ofen, Osterei. Vielleicht kann dein Kind auch selbst gleich Wörter finden und ergänzen?
3) Ihr sprecht beide das jeweilige Wort lang und betont, besonders den Anlaut (ihr kennt das schon aus den Vorübungen).

4) Nun stellt ihr euch vor den Spiegel (oder nehmt einen Handspiegel), und betrachtet genau, wie sich der Mund bewegt und was die Zunge dabei tut. Beim O wird der Mund rund und klein (beim A dagegen ist er weit geöffnet).
5) Wenn ihr Spaß daran habt, könnt ihr ein Buchstabenheft anlegen (das unlinierte große Heft oder auch ein gebundenes Büchlein): Oben oder in die Mitte der Seite schreibt ihr den Buchstaben, drum herum malt ihr Wörter, die mit diesem beginnen, oder ihr schneidet aus Zeitschriften Bilder aus und klebt sie dazu.
   Vielleicht ist dein Kind so sehr an Buchstaben interessiert, dass es von dir verlangt, das jeweilige Wort zum Bild auch noch aufzuschreiben. Manche möchten es sogar noch nachschreiben. Bremse hier auf keinen Fall, sondern fördere diese Begeisterung!
6) Du zeigst deinem Kind die richtige Schreibweise des Buchstabens, dein Kind schreibt es (zunächst ganz groß, auf Papier, in die Luft, in den Sand) nach.
7) Jetzt schreibt dein Kind den Buchstaben (erst den Groß-, dann den Kleinbuchstaben) in Druckschrift in einem Heft mit Lineatur für die erste Klasse. Du schreibst zunächst wieder den Buchstaben richtig in der Linie vor und zeigst deinem Kind, wie es geht. Dein Kind schreibt nach.
   Achte darauf, dass dein Kind richtig in die Zeile und natürlich den Buchstaben korrekt schreibt. Es ist meist ausreichend, zwei bis drei Zeilen zu schreiben; es gibt aber auch Kinder, die solchen Spaß am Schreiben haben, dass sie mehr arbeiten möchten! Du kannst natürlich an diesem Punkt auch ein Schülermaterial als Zusatz benutzen. Ansonsten reicht das Schreibheft völlig aus.

8) Tipps für Spielereien: Malt euch den Buchstaben (Groß- und Kleinbuchstaben) auf den Rücken. Dein Kind sagt dann zum Beispiel: „Das war ein kleines O!“

9) Dein Kind übt Buchstaben zu lesen. Dafür benutzt du die Karteikarten. Schreibe je einen Buchstaben deutlich auf eine Karte. Am Anfang nur Großbuchstaben, dann auch die kleinen. Setzt euch auf den Boden und breitet die Karteikarten mit den gelernten Buchstaben vor euch aus.
   Dein Kind kann dann der Reihe nach auf die Buchstaben zeigen und sie benennen. Dann vermischt ihr alle Karten und bildet eine neue Reihenfolge. Dein Kind „liest“ sie erneut.
   Achtung: Wenn dein Kind durcheinanderkommt, nimm immer nur zwei bis drei Karten, bis es sicher ist, und erweitere schrittweise.
   Die neuere Forschung hat gezeigt, dass es sehr wichtig ist, dass Kinder das reine Symbol, also nur den Buchstaben, in ihrem Gehirn abspeichern, ohne dass sie stets Hilfe durch Bildchen und Ähnliches haben.
   Erkennen sie den Buchstaben auf den ersten Blick, haben sie die Automatisierung vollzogen; das bedeutet, dass die Information vom Kurzzeit- ins Langzeitgedächtnis gerutscht ist.
   Wie wir schon angesprochen haben, entlastet das Automatisieren das Gehirn enorm, und es ist keine Anstrengung mehr nötig, was wiederum zu leichterem Lernen führt!

10) Eine schöne Übung ist es auch, alle Groß- und Kleinbuchstaben zu vermischen und das Kind die richtigen Paare finden zu lassen.

Die Artikulation der Buchstaben spielt am Anfang noch eine wichtige Rolle.
Hier ist noch einmal der Überblick:

A: Der Mund wird weit geöffnet.
E: Der Mund wird ganz breit.
I: Beim I kannst du als einfache Unterstützung ein Handzeichen mit benutzen und auf die Nase tippen; das symbolisiert den Punkt auf dem kleinen i.
O: Der Mund wird rund und klein.
U: Der Mund ist fast geschlossen. Zur Unterstützung kannst du auch hier ein Handzeichen verwenden: Der Zeigefinger beschreibt einen Halbkreis unter dem Mund.
L: Die Zungenspitze legt sich an den Gaumen, der Mund ist geöffnet.
M: Die Lippen sind fest geschlossen.
S: Beim stimmhaften S vibriert die Zunge. Als Handzeichen beschreibt der Zeigefinger eine S-Form.
F: Die Vorderzähne graben sich in die Unterlippe.
N: Die Zunge wird nach oben gelegt, als Handzeichen halten Zeige- und Ringfinger die Nase zu (zwei Finger zeigen die beiden Bögen des N, außerdem heißt es „N wie Nase“).

Wenn dein Kind die ersten 10 Buchstaben sicher abgespeichert und vor allem die Artikulation beachtet hat, kann es vermutlich sofort „Lippen-Lesen“ spielen: Forme mit dem Mund einen Buchstaben, ohne zu sprechen, zum Beispiel E.
Die meisten Kinder können an der Zungen- und Mundstellung sofort den Buchstaben erkennen.

Lass auch dein Kind dir „Buchstabenrätsel“ stellen.
Ihr könnt zu dem jeweiligen Buchstaben auch verschiedene Kunstaufgaben machen, um ihn voll und ganz zu „erfassen“ (Diese Ideen sind aber kein Muss; finde heraus, ob es deinem Kind Spaß macht):

- Knetet den Buchstaben und formt Tiere oder Gegenstände, die ihn als Anlaut haben). Das Kneten fördert außerdem die Feinmotorik;
- schreibt ihn groß mit Kreide auf den Boden und lauft ihn ab;
- du malst den Buchstaben groß auf den Zeichenblock, dein Kind reißt aus Buntpapier kleine Schnipsel und beklebt ihn entlang der Schreiblinie;
- schreibt den Buchstaben mit Pinsel und Wasser auf Stein;
- tuscht den Buchstaben in schönen Farben auf Papier;
- druckt den Buchstaben mit verschiedenem Material (Korken ist gut geeignet);
- druckt den Buchstaben mit dem Zeigefinger, der immer in verschiedene Farben getunkt wird;
- und und und ...

Welche Schwierigkeiten sind möglich?

Manche Kinder haben noch Probleme mit der Feinmotorik und können noch nicht gut im Heft schreiben.
Einige haben Schwierigkeiten, sich den Buchstaben zu merken beziehungsweise ihm den passenden Laut zuzuordnen.

Was kannst du tun?

Wenn dein Kind Schwierigkeiten damit hat, in die Linien zu schreiben, kannst du es am Anfang auch auf ein rein weißes Blatt schreiben lassen. Unterstütze die Entwicklung seiner Feinmotorik mit vielen Kunstaufgaben; auch genaues Ausmalen kannst du mit ihm üben.
Wenn es allzu schwer fällt, dann schreibe jeden Buchstaben am Anfang leicht mit Bleistift vor, und dein Kind muss ihn nur nachspuren. Meist gelingt dann mit der Zeit eine zunehmend bessere Schrift.
Achte auf die Stifthaltung. Manche Kinder verkrampfen stark. Der Stift muss locker in der Hand liegen, Daumen und Zeigefinger „dürfen sich nicht küssen", also sich nicht berühren, schon gar nicht aufeinander pressen. Gib deinem Kind am besten dicke Schreiblernbleistifte.
Wenn dein Kind Probleme hat, sich Buchstaben zu merken, gehe sehr langsam und gründlich vor. Lass dir Zeit und gehe nicht weiter, bis dein Kind sich nicht wirklich mit dem Gelernten sicher ist – du hast erfahren, dass die Buchstaben automatisiert werden müssen, damit dein Kind ohne Anstrengung lesen lernt.

Für einige Kinder eignet sich zusätzlich zum genauen Artikulieren und Lippenlesen die Unterstützung durch eine spezielle Laut-Gebärden-Sprache. Wenn du merkst, dass dein Kind große Probleme hat, besorge dir das Material (kann im Internet bestellt werden: Es gibt zum Beispiel die „Kieler Laut-gebärden", aber auch andere, für Kinder entwickelte Gebärdensprachen).
Du kannst dir aber auch mit deinem Kind selbst Hand-

bewegungen zu jedem Buchstaben ausdenken. Die Verbindung von Hören, Sprechen und Handeln, die mit Laut-Gebärdensprache praktiziert wird, ist ein bewährtes Mittel der Lernförderung und -therapie.
Grundsätzlich steigert die Verbindung von Hirn und Hand die Denkfähigkeit bei allen Menschen! Meist ist es auch in der Lernförderung nicht nötig, alle Buchstaben in der Gebärdensprache zu üben, sondern nur die ersten 10 bis 15.

Dauer

Tägliche Übungszeit: Etwa 15 bis 20 Minuten. Falls dein Kind noch Kunstaufgaben gestalten möchte, verlängert sich die Zeit natürlich entsprechend. Achte darauf, die Kunstaufgaben abwechslungsreich zu gestalten, damit keine Langeweile aufkommt.

Dauer insgesamt: In meinen ersten Klassen lasse ich mir für die ersten Buchstaben jeweils eine ganze Woche Zeit. Täglich wird der Buchstabe geübt, indem passende Wörter genannt und deutlich gesprochen werden, dann wird der Buchstabe im Heft geschrieben, und es folgt eine Kunstaufgabe (Tuschen, kneten etc.).
Wenn dein Kind aber tatsächlich die ersten 10 Buchstaben schon kennt oder besonders gut und schnell erfasst, kannst du bald auch zügiger vorangehen und nur zwei bis drei Tage bei einem Buchstaben verbringen.

So! Nun kannst du deinem Kind eine Pause vom Schreiben gönnen! In Schritt 3 darf es sich eine Weile nur mit Übungen ohne Stift und Block befassen!

Schritt 3
Lesesynthese begreifen

Überblick und Bedeutung

Dein Kind baut nun seine Fähigkeit zur „Lesesynthese“ (das Verbinden der Laute) auf. Dies geschieht anhand der gelernten Buchstaben. Es ist übrigens meine Lieblingsphase beim Lesenlernen! Ich wende die unten beschriebene Methode seit Jahren in meinen Klassen an und habe damit sehr gute Erfahrungen gemacht.

Anleitung zur Lesesynthese

Der erste Schritt ist wiederum das Lippenlesen. Dein Kind hat bereits in Schritt 2 geübt, einen Buchstaben von deinen Lippen abzulesen. Nun kannst du auch Silben mit zwei Buchstaben mit den Lippen formen, zum Beispiel: LA, MA, FE, SI, FU, NO, LI. Sage deinem Kind an, dass du nun zwei Buchstaben nacheinander stumm sprechen wirst, und führe es dann

deutlich aus, du kannst ruhig übertreiben. Dein Kind nennt danach die Buchstaben, und nicht wenigen Kindern gelingt es sofort, sie zur Silbe zusammenzuziehen. Wenn dein Kind es nicht gleich versteht, leitest du es an: „Das war ein L und ein A. Wir sprechen jetzt beide lang: Lllll Aaaaaa! Jetzt machen wir das Gleiche, aber ohne die Pause dazwischen: Llllaaaaaaa!" Beginne mit einfachen Silben. Wenn dein Kind es gut versteht und Spaß daran hat, kannst du bald zweisilbige Wörter bilden (ruhig auch Unsinn, das legt den Fokus ganz aufs Lesen): FUFI, SOSA, LIMO, OMA. Auch dein Kind kann dir Rätselaufgaben stellen, was den meisten unglaublichen Spaß macht!
Tipp: Auch Silben könnt ihr euch gegenseitig auf den Rücken malen!

Nun kommen die Karteikarten ins Spiel. Du hast sie schon zuvor beschriftet; auf jeder Karte steht ein Buchstabe. Nimm zuerst nur Großbuchstaben und gehe so vor:

- Dein Kind legt alle Karten vor sich in eine Reihe. Wenn du dich an meine Reihenfolge gehalten hast, sind es am Anfang alle Vokale und die ersten Konsonanten (maximal 10 Buchstaben).
- Beginne mit einfachen Übungen: „Zeige mir das A! Zeige mir das S!"
- Dann kommen wir zu den Silben. Du sagst: „Lege die Silbe MA!"
- Dein Kind wird die Silbe leise nachsprechen und bald heraushören, welche Buchstaben es gehört hat, und sie nebeneinander legen.
- Sobald dies sicher gelingt, erweitert ihr die Übung auf drei Buchstaben (ALI, OLI, OMA, UFO und so weiter);

- dann auf vier (oder mehr?) Buchstaben (MONA, LENA, LISA, SUSI; wieder ist auch Unsinn erlaubt: MOLI, LALU, FEMO).
- Anschließend kannst du die Übungen mit Kleinbuchstaben durchführen.

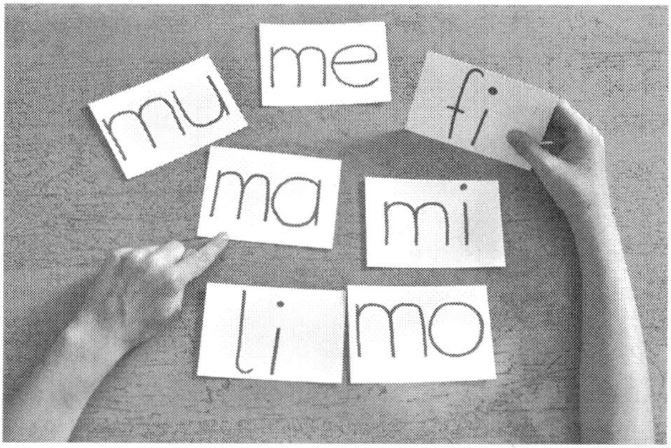

Wenn deinem Kind all dies sicher gelingt, kannst du auf weitere Karteikarten Silben schreiben. Schreibe immer nach dem Prinzip Konsonant-Vokal (also nur la, noch nicht al). Aus den 10 bekannten Buchstaben kannst du auf diese Weise 25 Silben bilden (ma me mi mo mu; la le li lo lu und so weiter) Dein Kind kann dann mithilfe der Silbenkarten (Unsinns-) Wörter bilden. Du kannst wiederum Wörter vorsprechen, die von deinem Kind gelegt werden, es kann aber auch selbständig mit den Karten arbeiten und dir zeigen, was es gelegt hat. Lautes Vorlesen ist in dieser Phase sehr wichtig! Dein Kind sollte den Finger unter den Buchstaben legen und während des Vorlesens die Silbe entlangfahren.

Spiele zur Festigung

- „Blitzlesen“: Dein Kind sitzt auf dem Boden, einige Karten mit Silben liegen umgedreht vor ihm. Es wählt jetzt immer eine Karte um und liest „blitzschnell“. Je sicherer es wird, desto mehr Karten kann es vor sich legen. Du kannst aber auch den ganzen Stapel auf die Hand nehmen und mischen, und dann deckt dein Kind immer die oberste Karte auf und liest blitzschnell.
- Stellt ein Memory her! Schreibt einige (oder auch alle?) Karten doppelt und spielt. Am Anfang mag dein Kind vielleicht erst mit 10 Karten spielen, dann könnt ihr schrittweise erweitern.

Welche Schwierigkeiten sind möglich?

Es gibt Kinder, die an dieser Stelle ins Stocken geraten. Sie benötigen länger, um die Synthese zu vollziehen.

Was kannst du tun?

Beobachte dein Kind! Ist es wirklich schon reif für diese Form von Aufgaben? Wenn es einfach noch überfordert wirkt, dann gehe mindestens einen Schritt zurück! Bleibe bei den einzelnen Buchstaben, automatisiere sie noch einmal und übe eine ganze Weile nur das Lippenlesen. Warte einfach ab und übe täglich nur ein paar Minuten!

Wenn dein Kind in Alter und Reife eigentlich bereit für die Lesesynthese scheint und alle Buchstaben automatisiert hat,

verfahre so: Wähle nur wenige Silben aus und übe sie immer wieder. Baue auch hier das Lippenlesen und eventuell die Gebärdensprache mit ein. Verweile einfach lange auf dieser Stufe. Vielleicht hast du nur zu schnell zu viele Buchstaben oder Silben mit deinem Kind geübt, und es ist einfach verwirrt ob der Menge! Übe auch hier nicht zu lange (siehe Dauer)!
Wenn alle Geduld und alles Üben nicht hilft, lasse die Augen deines Kindes untersuchen. Manchmal ist es tatsächlich ein Problem der Wahrnehmung, das mit einer Brille oder speziellem Training ausgeglichen werden kann.

Dauer

Tägliche Übungsdauer: Übt nur, solange die Konzentration deines Kindes anhält. Das kann von 5 bis zu 15 Minuten variieren, je nachdem, wie anstrengend es noch für dein Kind ist.
Achtung: Anstrengung bedeutet, dass etwas noch nicht automatisiert wurde und noch Zeit braucht! Wenn dein Kind gut zurechtkommt, wird es nicht anstrengend sein, und ihr könnt 15 bis 20 Minuten mit dem Spielen und Üben verbringen.

Dauer insgesamt: Auch wenn dein Kind die Lesesynthese rasch begreift, solltest du mindestens eine Woche üben, um alles gut im Gedächtnis zu verankern. Dehne bei Bedarf so lange aus, wie dein Kind es benötigt. Hat dein Kind die Lesesynthese begriffen, könnt ihr in Schritt 4 einsteigen!

Schritt 4
Lautgetreues Verschriften von Silben und Wörtern

Überblick und Bedeutung

Was bedeutet „lautgetreu“? Es bedeutet, dass man ein Wort genau so schreibt, wie man es hört.
Dieser Schritt ist die Weiterführung der Lesesynthese; dein Kind lernt, das Gehörte nicht nur zu lesen, sondern selbst zu verschriften. Es ist die klassische Verknüpfung von Kopf, Herz und Hand. Diese hilft deinem Kind, ein noch tieferes Verständnis für den Vorgang des Lesens zu bekommen, und natürlich: Das Gelernte tief im Langzeitgedächtnis zu speichern.

Anleitung für das lautgetreue Verschriften

1) Es ist im Grunde ganz einfach: Du diktierst deinem Kind zunächst Silben. Dein Kind kann zu Beginn noch auf einem weißen Blatt arbeiten, wenn es mehr Übung hat,

kann es auch schon im Heft verschriften.

2) Sprich langsam und deutlich: „Mmmaaa!“ - dein Kind schreibt.
3) Nun kommt der zweite Schritt: Wenn ihr einige Zeit Silben geübt habt, folgen Wörter (auch hier gilt: Unsinn erlaubt!). Du diktierst zum Beispiel: „Ma-mi!“ oder „Su-si!“ Dabei betonst du die beiden Silben deutlich.
4) Dein Kind spricht nach und schreibt das Wort auf.
5) Diktiere so viele Wörter wie möglich aus den geübten 25 Silben! Wenn dein Kind sicher ist, kannst du natürlich auch dreisilbige Wörter diktieren.

Welche Schwierigkeiten sind möglich?

Zum Teil gelingt es Kindern, nur die erste Silbe aufs Papier zu bringen.

Was kannst du tun?

Du arbeitest mit Silbenbögen. Wenn du zum Beispiel diktierst: „Lila!“, soll dein Kind zuerst nachsprechen und die Silbenbögen in die Luft malen (oder sogar wieder „tanzen“). Dann malt es aufs Papier zwei große Silbenbögen und spricht zuerst den ersten Teil: „Li!“ Diesen schreibt es in den ersten Silbenbogen.
Dann spricht es den zweiten Teil: „La!“ Dieser wird in den zweiten Bogen geschrieben.
Du siehst jetzt, warum zu Beginn so viel Wert auf das Gliedern in Silben gelegt wurde. Es hilft deutlich, ein Wort zu strukturieren und Schritt für Schritt zu schreiben. Dieses "Schreiben im Rhytmus" ist das Geheimnis sicherer Rechtschreibung. Viele Kinder eignen es sich automatisch an, andere schaffen es mit etwas Übung.

Dauer

Tägliche Übungszeit: Es ist sehr verschieden. Es gibt Kinder, die möchten am liebsten stundenlang schreiben und beherrschen es glänzend. Kinder dagegen, denen es schwer fällt, sollten auf jeden Fall immer nur eine kurze Zeit (maximal 10 Minuten) am Tag üben, damit sie keine Abwehrhaltung einnehmen.

Dauer insgesamt: Auch wenn es gut klappt, rate ich dazu, etwa zwei Wochen damit zu verbringen. Ansonsten dehne die Zeit so lange aus wie nötig.
Dann ist dein Kind bereit für Schritt 5.

Schritt 5

Lese-Rechtschreib-Training anhand von lautgetreuen Lernwörtern

Überblick und Bedeutung

Nach und nach lernt dein Kind nun die restlichen Buchstaben kennen, schreiben und automatisieren.
Im Deutschen haben wir 26 Buchstaben im Alphabet, aber es kommen noch weitere hinzu. Wir haben die Umlaute ä, ö, ü, die Zwielaute au, äu und eu sowie das ß. Hinzu kommen noch eine Reihe von Buchstabenverbindungen: das sch und das ch, ei und ie und die Verbindung -chs. Auch st und sp sowie pf und -ng werden meist extra behandelt. Keine Sorge: Es klingt viel, aber du hast Zeit. In der Schule erstreckt sich das Buchstabenlernen über das ganze erste Schuljahr und oft bis ins zweite hinein!
Zeitgleich mit dem Lernen aller Buchstaben werden nun immer mehr Wörter und auch Sätze geschrieben – dein Kind baut seine Lese-Rechtschreib-Kompetenz Stück für Stück aus. Wir halten uns hier (mit wenigen Ausnahmen) an lautgetreue

Wörter, also solche, die man schreibt, wie man sie spricht. Beinahe 70% aller Wörter im Deutschen fallen in diese Kategorie (bei einigen muss man zusätzlich nur auf die Großschreibung achten); ist dein Kind also in diesem Bereich sicher, beherrscht es auch ohne Regeln des „richtigen Schreibens“ schon eine ganze Menge richtiger Rechtschreibung!
Beachte: Auch Wörter mit Doppelkonsonanten gelten als lautgetreu, da man beide beim Gliedern in Silben hören kann (Son-ne, fal-len); erkläre deinem Kind: „Wenn wir zwei Buchstaben sprechen, schreiben wir auch zwei!“

Anleitung für das Lernen der weiteren Buchstaben:

Du kannst so verfahren wie im Schritt 2. Allerdings braucht dein Kind nun vermutlich weniger Zeit für das Einprägen; es muss nun nicht mehr jeden Buchstaben so intensiv behandeln wie zu Anfang. Folgende Schritte sind jedoch weiter sinnvoll:

- Den Buchstaben genau hören und spüren, wo er gebildet wird (Mundstellung);
- passende Wörter mit dem Buchstaben im Anlaut finden (mündlich);
- den Buchstaben korrekt im Heft schreiben, (drei Zeilen Groß-, drei Zeilen Kleinbuchstaben);
- freiwillig: Im Buchstabenheft je eine Seite für den Buchstaben anlegen und dazu malen oder kleben (oder schreiben); auch Kunstaufgaben sind optional;
- Lernwörter (bald auch Sätze) zu dem jeweiligen Buchstaben schreiben;
- Lernwörter durch Diktate einüben.

Wie übt dein Kind Lernwörter?

Aus meiner Sicht ist es sinnvoll, wenn du deinem Kind jeweils Lernwörter vorgibst (eine Liste folgt weiter unten).
Ich schlage dir folgendes Vorgehen vor:

1) Du gibst deinem Kind fünf bis zehn Wörter vor; diese diktierst du ihm langsam und in Silben gegliedert ins Heft und achtest auf die richtige Schreibweise (Tipp: In meinen Klassen kommt es immer gut an, wenn die Kinder hinter das Wort eine kleine Zeichnung dazu machen dürfen);
2) dein Kind schreibt auf diese Weise mehrere Wörter untereinander;
3) anschließend liest es nochmals alle geschriebenen Wörter laut vor;
4) danach werden die Wörter einzeln geschrieben: Dein Kind liest das erste Wort, prägt sich nochmals die Schreibung ein und deckt das Wort dann mit einem Papier zu;
5) dann schreibt es aus dem Kopf das Wort noch zwei bis dreimal in die Zeile und kontrolliert zum Schluss;
6) Diktiere deinem Kind täglich die gelernten Wörter; so prägt es sich alles gut ein und übt zugleich das Schreiben.

So kann dein Kind Sätze üben:

1) Dein Kind schreibt den Satz einmal korrekt ins Heft und liest ihn mehrmals;
2) dann wird der ganze Satz zugedeckt und aus dem Kopf nochmals geschrieben;
3) im Anschluss wird verglichen, ob alles stimmt.

Vorschläge für Lernwörter zu den einzelnen Buchstaben:

Du erhältst von mir jetzt eine Reihenfolge, in der dein Kind die Buchstaben lernen kann, und zu jedem Vorschläge für Lernwörter.

Wörter für die ersten 10 Buchstaben:
Mama, Mami, Sofa, Oma, Lama, Fee, Affe, Esel, Nase, Ofen, Sonne, Mann, Limo, Fimo, Ufo, Nuss, Ananas, Salami, Melone

T:	Tim, Timo, Tafel, Foto, Ente, Tinte, Tomate, Ton, Tal
K:	Keks, Kuss, Kanu, Koffer, Kiste, Lok, Kamel
R:	Rose, raten, rufen, Arm, Roller, Safari, Laterne
P:	Papa, Opa, Puppe, Pirat, Ampel, Paket, Pinsel, Lippe
W:	Wal, Wolle, Welle, Kiwi, Wolke, was, wer, wir
H:	Hut, Heft, Hose, Helm, Hof, Hilfe, Hefe
Ei:	Ei, Eis, Eier, Kreis, Leiter, klein, mein, sein
D:	Dose, Panda, Radio, Domino, Dame, der, das
Ch:	China, Kuchen, ich, Milch, Dach, Koch, Loch, Tuch
Au:	Auto, Maus, Haus, Mauer, laufen, kaufen
Z:	Zelt, Zaun, Pizza, Herz, Zahn, Wurzel, Zitrone
G:	Gabel, Auge, Regal, Lego, Nagel, Igel, Regen
Sch:	Schal, Schaf, Schiff, Fisch, Tisch, Tasche, Schere
B:	Ball, Brot, Rabe, Banane, Baum, blau, braun, Bild, Bein
J:	Ja, Juni, Juli, Jo-Jo, Jasmin
Eu:	Euro, Europa, Eule, euch, Beule, heulen
V:	Vogel, Vater, Vase, Kurve
C:	Comic, Computer, Cola, Creme, Cent
Qu:	Qualle, Quelle, quaken, Aquarium, Quatsch
X:	Hexe, Axt, mixen, boxen, Max

Y: Yak, Pony, Baby, Teddy (nicht lautgetreu)
ie: Biene, Liebe, tief, riechen, die (nicht lautgetreu)
Ö: Öl, Löwe, mögen, König, Flöte
Ü: Tüte, Hüte, Tür, Blüte, über, Küche, Gemüse, für
Ä: Äste, Käse, Säge, Bär, Ätna, Käfer
Pf: Pfote, Pferd, Pfau, Pfeil, Kopf, Topf, Schopf
St: Stein, Stab, Stern, Stapel, Stern (nicht lautgetreu)
Sp: Spinne, Spur, Spaten, Spüle, spielen (nicht lautgetreu)
-ng: Engel, Angel, Ring, Zunge, Junge (nicht lautgetreu)
-chs: Fuchs,Dachs, Wachs, sechs (nicht lautgetreu)
-ß: Fuß, Floß, Straße, heiß, weiß, Fleiß (nicht lautgetreu)

Übe mit deinem Kind auch Wörter mit zwei aufeinanderfolgenden Konsonanten und mit mehreren Buchstaben pro Silbe:
Blu-me, Fra-ge, Kro-ne, Pfei-fe, Freu-de, Krö-te, Bru-der, kne-ten, tre-ten, prü-fen, klei-den, schla-fen, Fal-ter, Lin-se, Far-be, Bal-ken, Bürs-te, Fer-kel, Ge-sicht, hal-ten, wel-ken, mel-den, wan-dern, Wom-bat

Diese Sätze kannst du schon bald diktieren:

Tim ist im Haus. Lena ist im Auto. Da ist Mama. Da ist Oma. Jana ist am Wasser. Lena will Tomate. Sina will Kuchen. Jan mag Banane. Lukas mag Zitrone. Susi hat einen Roller. Paul hat eine Ente. Ich mag Salat. Ich habe einen Ball. Wir haben eine Kiste. Mein Papa ist in Afrika. Er ist auf Safari. Der Elefant ist grau. Das Meer ist blau. Die Blume ist schön.

Dein Kind wird bei regelmäßigem Üben bald Routine im Schreiben entwickeln. Du kannst dann zu kleinen Texten übergehen.

Hier sind einige Beispiele (vielleicht möchte sich dein Kind auch bald eigene Texte ausdenken):

Oma ruft an. Sie will uns morgen besuchen. Opa ist auch dabei.
Susi hat einen roten Arm. Sie hat rot ins Heft gemalt. Mama lacht.
Lisa hat eine schöne Bluse. Die Knöpfe sind grün. Der Kragen hat blaue Punkte. Dazu hat Lisa eine Brosche.

Welche Schwierigkeiten sind möglich?

Einige Kinder geraten beim Schreiben von längeren Wörtern durcheinander.

Was kannst du tun?

Dein Kind muss dann noch konsequenter das Gliedern in Silben mit einbeziehen; manche Kinder wiederholen das Wort immer wieder von vorne, um herauszubekommen, was als nächstes geschrieben wird. Mit der Silbenmethode dagegen wird das Wort in kleine Portionen aufgeteilt. Vor dem Schreiben soll dein Kind die Silbenbögen in die Luft malen und dann Silbe für Silbe verschriften.

Dauer

Tägliche Übungszeit: Wenigstens 10 bis maximal 30 Minuten.

Dauer insgesamt: In der Schule werden die Buchstaben innerhalb des ersten Schuljahres behandelt. Dies ist aus meiner Sicht ein angemessener Zeitrahmen.

Weiterführende Übungen

In diesem Kapitel möchte ich dir nur noch einen kurzen Überblick darüber vermitteln, welche weiteren Schritte auf den Erwerb der Grundkenntnisse folgen.

Zu den weiterführenden Übungen zähle ich:

1) Sinnerfassendes Lesen trainieren;
2) Schreibschrift erlernen und automatisieren;
3) Grundkenntnisse der Grammatik erwerben.

Sehen wir uns an, wie du vorgehen kannst!

1. Sinnerfassendes Lesen trainieren

Dein Kind soll lesen! Sucht auf jeden Fall Bücher aus, die in ihrem Schwierigkeitsgrad angemessen sind. Nichts ist so frustrierend wie ein zu schweres Buch! Es gibt Bücher zu allen Themen: Fußballgeschichten, Ponygeschichten, Prinzessinnengeschichten, Märchen, Kinderlexika ... Dein Kind wird sicher fündig werden, und deine Aufgabe ist es nur, auf das passende Niveau zu achten.

So kannst du üben:

- Kinder lernen am Anfang besonders gut durch lautes Lesen beziehungsweise Vorlesen.
- Lasse dein Kind dir vorlesen, und prüfe einfach immer nach einer gewissen Zeit, ob es verstanden hat, worum es ging. Fange danach einfach ein Gespräch über den Inhalt an, und stelle Fragen („Wie fandest du es, was Sebastian da gemacht hat?".
- Wenn du merkst, dass dein Kind den Inhalt nicht richtig erfasst hat, lasse es nochmals lesen. Prüfe immer wieder, ob der Inhalt und der Umfang des Buches angemessen sind!
- Dein Kind kann auch ruhig immer wieder dasselbe Lieblingsbuch vorlesen, wenn es möchte.

Es lohnt sich dranzubleiben, denn: Lesen lernt man durch Lesen!

2. Schreibschrift erlernen und automatisieren

Wenn dein Kind alle Buchstaben in Druckschrift kennt und sicher schreibt, ist es Zeit für die Schreibschrift. Achtung: Es gibt verschiedene Arten, in den Bundesländern werden unterschiedliche vermittelt. Suche dir die passende Schrift aus und zeige sie deinem Kind. Die meisten Kinder lieben Schreibschrift! Es wird wesentlich schneller gehen, als die

Druckschriftbuchstaben zu erlernen. Aber Vorsicht: Achte auf jeden Fall auf die korrekte Schreibweise und die Übergänge zwischen den Buchstaben! Wer die Schreibschrift beherrscht, schreibt schneller und auch meist deutlich schöner als in Druckschrift. Die meisten Kinder lieben es übrigens, sie zu lernen.
Wie auch bei der Druckschrift kann dein Kind entweder im Heft üben (du schreibst die Buchstaben vor), oder du besorgst dir ein Schülermaterial.

3. Grundkenntnisse der Grammatik

Dein Kind wird noch besser zurechtkommen, wenn es diese vier Wortarten kennt: Nomen und Artikel, Verben und Adjektive. Zum einen muss es auf die Großschreibung achten, zum anderen spielen die Wortarten eine wichtige Rolle beim erweiterten Lese-Rechtschreib-Erwerb.
Du kannst einfache Übungen mit einfließen lassen!

Nomen und Artikel:
Auf der Grundstufe genügt es, dass dein Kind weiß: Nomen sind Namen, Tiere, Pflanzen und Dinge. Nomen werden großgeschrieben.

- Sammelt zu jedem der vier Bereiche Beispiele. Schreibt sie ins Heft oder in euren weißen Block. Malt dazu passende Bilder.
- Zu Tieren, Pflanzen und Dingen gehört immer ein Begleiter, der Artikel. Schreibt die gesammelten Nomen am besten immer gleich mit Artikel auf. Kinder, deren Muttersprache Deutsch ist, haben meist keine Probleme damit!

Verben („Tu-Wörter"):

Erkläre deinem Kind, dass Verben uns sagen, was jemand „tun" oder „machen" kann! Sie werden klein geschrieben.

- Sammelt im Heft eine Liste dieser Art: Dein Kind schreibt immer den Satzanfang: Ich kann ...
- Danach schreibt es, was es kann und mag: Ich kann spielen, ich kann malen, ich kann kochen, ich kann schlafen, ich kann hüpfen, ich kann lachen ...
- Erkläre deinem Kind: „Verben kann man beugen!" Dann machst du es vor: „Ich gehe, du gehst, er geht ..."
- Als Heftübung kannst du dir mit deinem Kind Sätze überlegen und aufschreiben: Ich gehe nach Hause, du spielst im Garten, sie hüpft im Hof ...

Adjektive („Wie-Wörter"):

Erkläre deinem Kind, dass es Wörter gibt, die erklären, „wie" jemand oder etwas ist.

- Dein Kind malt sich selbst auf ein weißes Blatt. Darüber steht: Wie bin ich?
- Dann sammelt ihr alle Eigenschaften, die euch einfallen, und schreibt sie um das Bild deines Kindes herum, zum Beispiel: mutig, schlau, freundlich, hübsch, lustig, ...
- Findet auch Eigenschaften von anderen Menschen, Tieren oder Pflanzen. Malt zum Beispiel das Lieblingstier deines Kindes auf, etwa eine Katze, und beschreibt sie: Weich, schmusig, verspielt, reinlich ...
- Vorsicht: Auch Adjektive werden gebeugt: Ein windiger Tag, ein stürmisches Meer, ein flauschiges Fell ...
- Als Heftübung eignen sich Umformungen: Das Wasser ist heiß – das heiße Wasser. Der Tiger ist stark – der starke Tiger.

Zur Vertiefung kann dein Kind Sätze lesen (oder auch schreiben) und die Wortarten bestimmen. Du kannst dann fragen: „Gibt es ein Nomen in diesem Satz? Woran erkennst du es?“
Es gibt keinen Satz ohne ein Verb! Du kannst also praktisch in jedem Satz das Verb finden lassen. Meist steht es in der gebeugten Form da. Auch Adjektive kann dein Kind finden, auch wenn dies teilweise Kindern etwas schwerer fällt. Suche für den Anfang ganz klare Sätze aus, in denen alles leicht zu bestimmen ist.

Beispiele:
Susi isst ein großes Eis. Das bunte Zirkuszelt steht auf der Wiese. Mama zeigt Jonas das neue Fahrrad. Tim liest ein schönes Buch.

Bravo! Dein Kind hat hier den Schulstoff der ersten beiden Schuljahre im Bereich Lesen und Schreiben erworben! Ich gratuliere euch!

Wenden wir uns nun dem zweiten Praxisteil zu: Dem Rechnen!

Praxisteil Rechnen

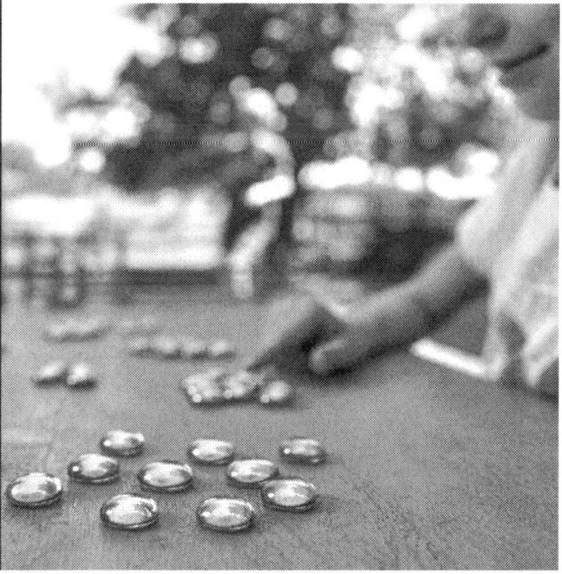

Kurze Übersicht

Welche grundlegenden Fertigkeiten sollen zu Anfang in der Grundschule vermittelt werden, um später schwierige arithmetische Prozeduren zu bewältigen?

1) Zahl- und Mengenverständnis aufbauen;
2) Den Zahlenraum bis 10 kennen, das kleine Einspluseins und das kleine Einsminuseins automatisieren;
3) Mehrschrittige Rechenvorgänge sicher lösen können (Zehnerübergang);
4) Den Zahlenraum bis 100 kennen; das kleine Einmaleins automatisieren.

Dieser Aufbau lässt sich problemlos auf dein Homeschooling übertragen. Er ermöglicht es deinem Kind, ein grundlegendes Verständnis für die Mathematik zu entwickeln, indem es die basalen Rechenfertigkeiten versteht und automatisiert - es ist das Handwerkszeug deines Kindes in der Mathematik!
Beachte unbedingt, dass das Zählen am Anfang noch eine wichtige Rolle spielt. Bald jedoch ist es von großer Bedeutung, sich davon zu lösen.
Rechenschwache Kinder erkennt man daran, dass sie zählende Rechner sind. Sie haben kein inneres Zahlenbild entwickelt, und das Zählen hat sich verfestigt. Um dem vorzubeugen, braucht dein Kind eine gute Vorstellung von Zahlen und Einsicht in die Vorgänge des Rechnens. Vor allem zu Beginn sind deshalb praktische Übungen von Vorteil, damit dein Kind Mathematik „begreifen“ kann.
Das Anschaulich-Machen anhand von Material spielt also eine große Rolle. Das selbständige Handeln damit trägt dazu bei,

das Gelernte zu verinnerlichen. Du wirst feststellen, dass ich dir verschiedene Materialien zur Veranschaulichung vorstellen werde und auch bei jedem Schritt erkläre, wie du sie einsetzen kannst.
Aber beachte unbedingt, dass zu viel Veranschaulichung auch zu Verwirrung führen kann! Entscheide dich für ein Material, setze es gezielt ein und bleibe dabei, anstatt dieselbe Rechenoperation immer wieder an verschiedenen Materialien vorzuführen. Das hat folgenden Grund: Was Materialien vermitteln, muss stets in den Rechenprozess übertragen, sozusagen „übersetzt" werden.
Kinder, die sich zu Beginn mit dem Rechnen eher schwer tun, müssen deshalb in diesem Transferprozess richtig begleitet werden, ansonsten bleiben die Anschauungsmittel wirkungslos. Es ist also ein Irrtum zu glauben, dass Veranschaulichungsmittel allein schon zum Ziel führen.
Für Kinder dagegen, die Mathematik gut verstehen, sind Rechenrahmen und Steckwürfel teilweise sogar gar nicht notwendig, und sie sollten wirklich nur kurz benutzt werden, um diese Kinder nicht zu langweilen. Für sie stellen zu viele Materialien eventuell einen Umweg dar. Beharre daher nicht darauf, wenn dein Kind schon nach kurzer Zeit lieber zum abstrakten Rechnen kommen will.
Wie schon im Bereich Lesen und Schreiben ist es auch beim Rechnen von großer Wichtigkeit, bestimmte Vorgänge gut zu automatisieren. Nur weil etwas einmal verstanden wurde, hat es sich noch nicht tief im Langzeitgedächtnis verankert; ausreichende Wiederholung und Übung sind auch hier wichtig.
Wir werden uns wieder an einen Fahrplan halten, der es deinem Kind ermöglichen soll, ganz sicher ans Ziel zu kommen.

Welches Material benötigst du?

- Nach Möglichkeit rate ich dir dazu, ein Zehner-Steckbrett oder eine Steckplatte anzuschaffen, bei dem je fünf Steckwürfel in eine Reihe passen. Es ist aber genauso gut möglich, selbst ersatzweise ein „Legebrett" zu gestalten, (male einfach zwei Fünferreihen mit Kreisen auf, in die dein Kind Material legen kann);
- Material zum Erfassen von Mengen (Muggelsteine, Knöpfe, Steine oder Ähnliches);
- ein Rechenheft, am besten mit rechteckigen Kästchen (Lineatur 8 f);
- einen weißen Block (mit oder ohne Kästchen);
- weiße oder karierte Karteikarten;
- Bleistift, Anspitzer, Buntstifte, Radiergummi, Lineal;
- einen Rechenrahmen mit 20 Perlen;
- einen Rechenrahmen mit 100 Perlen;
- Steckwürfel oder Zehnerstangen und Einerwürfel aus Holz.

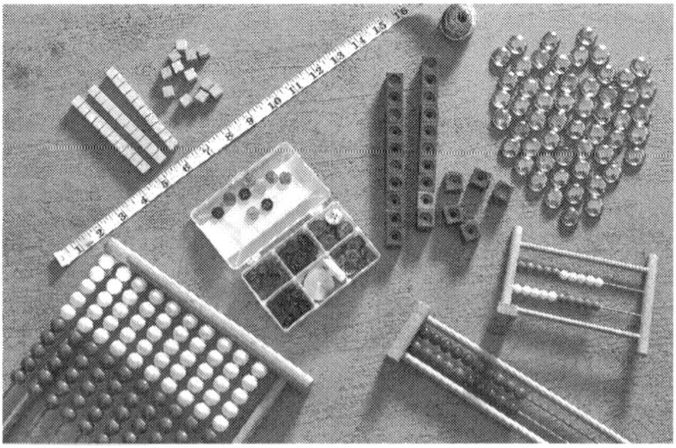

Fünf goldene Regeln für das Lernen von Mathematik:

1) Stelle alles so einfach wie möglich dar.
2) Teile immer in kleine Lernportionen auf – weniger ist mehr. Einiges kann auch über den Tag verteilt immer wieder kurz geübt werden (wie das Einmaleins).
3) Achte auf die Regelmäßigkeit – täglich einige Minuten zu üben ist am effektivsten.
4) Dein Kind soll nicht mit Anstrengung lernen.
5) Erkläre nicht so viel, sondern mache es vor; Kinder lernen enorm viel durch Abschauen und Nachahmung!

Der Fünf-Schritte-Fahrplan zum Rechnen:

Schritt 1: Zahl- und Mengenverständnis aufbauen;
Schritt 2: Zahlen zerlegen;
Schritt 3: Aufgaben im Zahlenraum bis 10 automatisieren;
Schritt 4: Zahlenraum bis 20 / Zehnerübergang
Schritt 5: Zahlenraum bis 100 / Einmaleins

Sehen wir uns nun die einzelnen Schritte an; wie im ersten Praxisteil erläutere ich kurz die Bedeutung des Schrittes, danach gebe ich dir eine genaue Anleitung, wie du mit deinem Kind arbeiten kannst.
Ich zeige mögliche Schwierigkeiten und Lösungsvorschläge auf und gebe dir Ratschläge zur Übungsdauer.

Schritt 1
Mengenverständnis aufbauen

Überblick und Bedeutung

Alle Kinder können (zumindest ein bisschen) zählen, wenn sie etwa im Schulalter sind, und meist deutlich früher. Dennoch „verstehen“ sie die Zahlen häufig noch nicht wirklich, das bedeutet: Sie bringen sie noch nicht mit einer Anzahl in Verbindung - und genau dies soll dein Kind im ersten Schritt lernen!

Dies erreicht dein Kind, indem es die folgenden Stufen durchläuft:

- Zählübungen;
- Ziffern schreiben lernen;
- Zahlen und Mengen verbinden;
- Zahlenbilder abspeichern;
- Blitzlesen;
- Zahlreihen verstehen;
- „Größer und kleiner“-Aufgaben kennenlernen.

Stufe 1
Zählübungen

Wir beginnen mit Zählübungen: Beachte: Am Anfang ist das Zählen noch wichtig und soll geübt werden. Es ist sogar sehr hilfreich, um ein Gefühl für einen „inneren Zahlenstrahl“ zu bekommen. An dieser Stelle hat es noch nichts mit dem „Zählenden Rechnen“ zu tun.
Also: Lasse dein Kind zählen! Fordere es auf, so weit zu zählen, wie es kann, das macht es stolz, und es zeigt gleichzeitig, dass es schon einen Zugang in die Welt der Mathematik gefunden hat!
Ihr wendet euch nun erst einmal den Zahlenraum von 0 bis 10 zu (das musst du deinem Kind nicht unbedingt verraten, wenn du vermutest, dass es dann enttäuscht sein könnte, wo es doch schon bis 100 zählen kann). Beginne einfach ohne große Erklärungen! Frage dein Kind: „Wie viele Finger hast du?“ Es wird wissen, dass es 10 sind. Es gibt aber tatsächlich Kinder, die mit ihren Fingern nicht gut zurechtkommen; prüfe das bei deinem Kind.
Lass es Fäuste machen und dann beim Zählen immer einen Finger mehr ausstrecken.
Zählt auch rückwärts und klappt dabei nacheinander die Finger ein.
Macht Spiele: Du sagst: „Zeige mir 3 Finger!“ Oder: „Wie viele Finger zeige ich?“
Die Finger sind ein gutes Orientierungsmittel für den Einstieg! Sie bieten eine natürliche Hilfe in dem der Mathematik zugrunde liegenden Zehnerzsystem, und sie verfügen sogar über eine einfache Gliederung in Fünf und Fünf!

Dauer

Tägliche Übungszeit: Fünf bis 10 Minuten.
Dauer insgesamt: Wenn dein Kind es sofort kann, gehe gleich zu Stufe 2. Wenn es noch Unsicherheiten zeigt, bleibe ein bis zwei Wochen dabei.

Stufe 2
Ziffern schreiben lernen

Ich rate dir, dein Kind sofort die Ziffern schreiben zu lassen. Dann könnt ihr die weiteren Übungen sofort mit Zahlenbildern unterstützen.
Es funktioniert wie beim Lernen der Buchstaben: Du schreibst die Zahl richtig vor, dein Kind schreibt sie nach (erst in die Luft, in den Sand, auf den Tisch, dann groß auf ein Papier, dann richtig ins Heft, jede Ziffer zwei Zeilen lang, dabei abwechselnd Ziffer – Kästchen frei – Ziffer – Kästchen frei und so weiter). Beziehe auch die Null mit ein!
Achte auf die korrekte Schreibweise; schwierig sind für manche Kinder die 3 (wird umgedreht), die 8 (das Kreuzen über die Mitte kann Probleme bereiten, lasse dann dein Kind immer wieder – in „Endlosschleife“ - die Form nachspuren) und die 9 (der Kreis oben wird manchmal „extra“ geschrieben und der Haken angehängt).
Führe dann die Hand deines Kindes mehrmals; mit der Zeit gelingt es!
Beachte, dass die 10 in zwei Kästchen geschrieben wird („Die 10 wohnt in zwei Kästchen!“).

Dauer

Tägliche Übungszeit: 5 bis 10 Minuten.
Dauer insgesamt: Wenn dein Kind die Zahlen schon gut kennt und leicht schreibt, kannst du innerhalb von zwei bis drei Tagen alle Zahlen beibringen.
Hat es noch Schwierigkeiten, die Zahlen zu unterscheiden oder in die Kästchen zu schreiben, lasse dir etwas mehr Zeit (ein bis zwei Wochen); das Schreiben in die Kästchen ist zu Beginn noch nicht so entscheidend. Dein Kind kann dann auf weißem Papier schreiben. Wichtig ist, dass ihm die Bedeutung und die Form bekannt sind.

Stufe 3
Zahlen und Mengen verbinden

Nun kannst du viele spielerische Übungen zu Mengen und Zahlen mit deinem Kind durchführen:

- Beschriftet Karteikarten mit den Ziffern 0 bis 10.
- Lege die Karten gemischt vor dein Kind auf den Tisch. Lasse dein Kind sortieren!
- Zeige eine Zahl mit den Fingern – dein Kind nennt die Zahl und hebt die passende Zahlenkarte.
- Klatsche oder klopfe eine Anzahl – dein Kind wiederholt es und zeigt zum Schluss die richtige Karte. (Tipp: Wenn du nichts machst, zeigt dein Kind die Karte 0).
- Dein Kind legt den Kopf auf den Tisch oder hält sich die Augen zu, du klopfst eine bestimmte Anzahl. Dein Kind hebt danach den Kopf, nennt die Zahl und zeigt die Karte.
- Dein Kind steht, im Kreis um es herum liegen die Zahlen-

karten. Du klopfst eine Anzahl (zum Beispiel 5), dein Kind hüpft 5 mal und springt zum Schluss zur passenden Karte.

- Verteilt die Karten im Raum. Stelle Musik an. Dein Kind tanzt durch den Raum. Wenn die Musik stoppt, rufst du laut eine Zahl – dein Kind rennt zur Karte. Dieses Spiel eignet sich natürlich gut für mehrere Mitspieler.
- Malt mit Kreide groß einen Zahlenstrahl auf den Boden. Dein Kind steht auf der 0. Nenne eine Zahl. Dein Kind geht oder hüpft auf die Zahl, wobei es laut die Schritte / Hüpfer mitzählt.
- Anstelle des Malens kannst du auch eine Schnur auf den Boden legen und in Abständen die Karten dazulegen.

Nutze Material! Es eignen sich Muggelsteine, einfache Steine, Würfel, Knöpfe, Bohnen, Nudeln ...

- Lege einen großen Berg mit Material auf den Tisch (zum Beispiel Knöpfe). Die Karten liegen wiederum dabei.
- Dein Kind legt die passende Anzahl von Knöpfen zu den Zahlenkarten (einen Knopf zur 1, zwei Knöpfe zur 2 und so weiter).
- Lege ein Tuch auf den Tisch und lege einige Knöpfe darunter. Dein Kind erfühlt die Menge und nennt die Anzahl. Tipp: Wenn diese Übung mit geschlossenen Augen durchgeführt wird, steigert sie zusätzlich die Vorstellung von der Menge.

Dauer

Tägliche Übungszeit: Maximal 10 Minuten.
Dauer insgesamt: Ein bis zwei Wochen.

Stufe 4
Mengenbilder abspeichern

Arbeite mit dem Steckbrett. Das Zehnersteckbrett mit je 5 Steckern in einer Reihe ist aus meiner Sicht ideal, denn es ist mit der Einteilung in zwei Fünferreihen analog zu den Händen. Genauso gut funktioniert es mit dem selbst gemalten „Legebrett" (siehe Foto unten).
Die meisten Kinder können die Zahlen bis 5 auf einen Blick erfassen. Darüber hinaus wird es schwieriger, und sie müssen zählen. Haben sie nun das Bild der gesteckten (oder gelegten) 7 vor Augen, erkennen sie bald, dass es 5 und 2 sind.
Dies prägen sie sich mit der Zeit ein und erhalten so ein inneres Bild von der Zahl.

Macht verschiedene Übungen:
Du sagst: „Stecke (oder lege) 7! Stecke 9! Stecke 3!" und so weiter. Dann steckst du eine Anzahl, dein Kind nennt die Zahl.

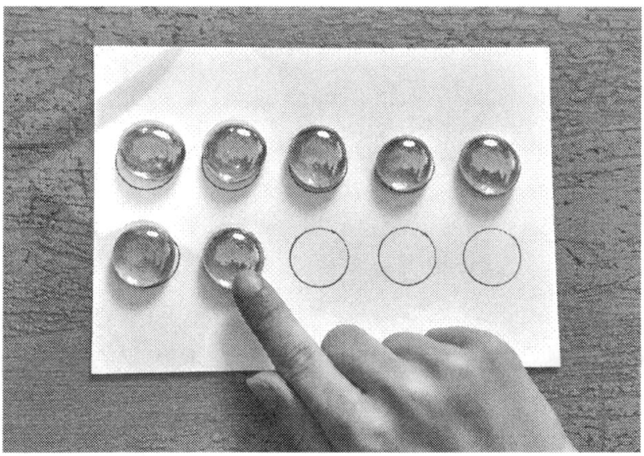

Dauer

Tägliche Übungszeit: 5 bis 10 Minuten.
Dauer insgesamt: Ein bis zwei Wochen, dehne die Zeit bei Bedarf entsprechend aus.

Stufe 5
Blitzlesen

Wenn dein Kind es gut kann, stecke eine Anzahl verdeckt und zeige sie deinem Kind nur kurz: Es soll „blitzlesen". Wenn es die Antwort sofort wusste, lass es beschreiben, wie es auf die Lösung kam. Das Versprachlichen ist ein wichtiges Instrument, um etwas besser zu speichern!

Dauer

Tägliche Übungszeit: 5 Minuten.
Dauer insgesamt: Ein bis zwei Wochen.

Stufe 6
Zahlreihen verstehen

Zeichne mit deinem Kind einen großen Zahlenstrahl auf ein weißes Blatt. Du kannst die Markierungen mit den ungefähren Abständen eintragen, dein Kind schreibt die Zahlen.
Du sagst: „Lege den Finger auf die 5! Welche Zahl kommt davor? Welche Zahl kommt danach?"
Bringe deinem Kind die Begriffe „Vorgänger" und „Nachfolger"

bei. Dein Kind soll auch hier klar sprechen: „Da ist die 5! Der Vorgänger von 5 ist die 4, der Nachfolger von 5 ist die 6!“ Übe dies häufig, bis dein Kind den Zahlenstrahl so gut im Kopf hat, dass es von jeder Zahl auswendig den Vorgänger und Nachfolger benennen kann.

Tipp: Ihr könnt diese Übung natürlich auch mit den Karteikarten durchführen.

Dauer

Tägliche Übungszeit: Maximal 10 Minuten.
Dauer insgesamt: Ein bis zwei Wochen.

Stufe 7
"Größer und kleiner"

Übe mit deinem Kind die Begriffe größer/kleiner. Am besten geht es, wenn du ein Tier zeichnest (ein Krokodil oder einen Fisch oder einen Tiger ...). Das Tier hat ein großes, offenes Maul, das aussieht wie das Rechenzeichen größer/kleiner < >. Vielleicht habt ihr auch eine Handpuppe, die den Mund weit öffnen kann? Gebt eurem Tier einen Namen. In der Schule nenne ich mein Schweinchen „Schnappi“.
Erkläre deinem Kind: „Schnappi hat immer Hunger. Er will immer das Größte haben. Wenn zwei Sachen da sind, sucht er sich das Größere aus!“ Legt nun zwei unterschiedlich große Dinge auf den Boden: Ein großes und ein kleines Auto, eine große und eine kleine Puppe, einen großen und einen kleinen Apfel... Dein Kind findet jeweils heraus, was „Schnappi“ essen möchte!

Nun kann es etwas abstrakter werden: Schreibe die „> <" - Zeichen auf Karteikarten. Lege nun auf die eine Seite sehr viele Bohnen (oder Knöpfe etc.), auf die andere Seite weniger. Dein Kind legt die passende Karte dazwischen. Wenn dies ganz klar ist, kannst du verschiedene Zahlenkarten verwenden, zum Beispiel die 2 und die 8. Dein Kind legt die passende Größer/kleiner-Karte dazwischen und versprachlicht: „2 ist kleiner als 8"; „10 ist größer als 7".
Lasse dein Kind solche Aufgaben auch im Heft schreiben.

Dauer

Tägliche Übungszeit: Maximal 10 Minuten.
Dauer insgesamt: Ein bis zwei Wochen.

Welche Schwierigkeiten sind möglich?

Die meisten Kinder verstehen diese Übungen gut, manche sind einfach etwas schneller als andere.

Was kannst du tun?

Wenn dein Kind mehr Zeit braucht, lasse sie ihm! Gehe nicht weiter, bevor es nicht alles sicher versteht!

Dauer insgesamt

Die Dauer des gesamten Schrittes umfasst in der Schule etwa 2 Monate. Daran kannst du dich orientieren. Dehne bei Bedarf den Schritt so weit aus, wie dein Kind es braucht.

Schritt 2
Zahlen zerlegen

Überblick und Bedeutung

Das Zerlegen von Zahlen spielt eine wichtige Rolle zum einen für das Verständnis, dass Zahlen aus Zusammensetzungen bestehen, und zum zweiten ist es eine entscheidende Voraussetzung für komplexere Rechenoperationen wie den Zehnerübergang.

Anleitung zum Zerlegen von Zahlen

Zeichne ein Haus auf den Block. Oben ist ein Dach in Form eines Dreiecks, darunter ist ein Viereck, das nochmals in der Mitte von einer Linie durchtrennt ist (siehe Foto nächste Seite). Nun benutzt dein Kind sein Material.
Ins Dach legt es die Karteikarte mit der Zahl, die zerlegt werden soll, zum Beispiel 7. Dann legt es 7 Muggelsteine in die eine Hälfte des Hauses. Dies ist die Aufgabe 7+0.
Danach schiebt es einen Muggelstein in die andere Hälfte; das

ist die Aufgabe 6+1. Danach folgt ein weiterer Muggelstein in die zweite Hälfte, das ist die Aufgaben 5+2 und so weiter, bis alle Zerlegungen geschafft sind.
Lasse dein Kind immer wieder Zerlegungen zu den Zahlen 2 bis 10 durchführen, bis es damit sicher ist!
Das Ziel ist, ein inneres Bild davon zu speichern, so dass es schließlich die Muggelsteine „im Geiste" verschieben kann. Zudem kannst du mit deinem Kind an dieser Stelle gleich Tauschaufgaben thematisieren (4+3 / 3+4).
Nach einer Weile sollte dein Kind die Zerlegungsaufgaben auch im Heft notieren, ohne die Muggelsteine zu Hilfe zu nehmen.

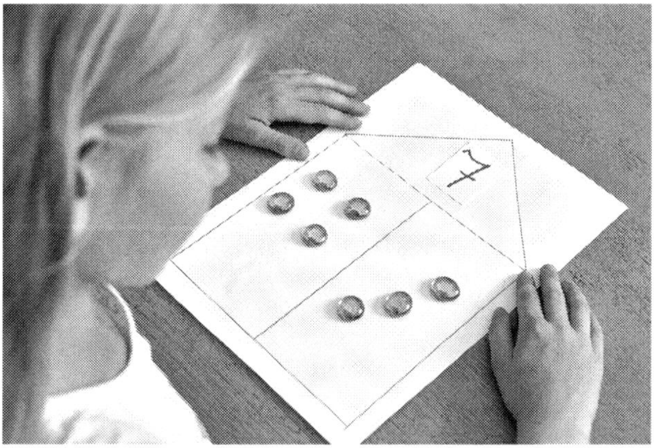

Welche Schwierigkeiten sind möglich?

Die meisten Kinder kommen gut zurecht bis zur Zahl 6. Danach wird es schwieriger, sich alle Zerlegungen einzuprägen.

Was kannst du tun?

Verweile eine Zeitlang bei den Zahlen, die dein Kind sicher zerlegen kann, und erweitere langsam und schrittweise. Wenn dein Kind den Vorgang des Zerlegens nicht gut versteht, kann es unter Umständen auch sinnvoll sein, zuerst zu Schritt 3 überzugehen und anschließend das Zerlegen noch einmal zu thematisieren. Für einige Kinder ist das Addieren und Subtrahieren besser zu verstehen als das Zerteilen von Zahlen.

Dauer

Tägliche Übungszeit: 10 bis 20 Minuten.

Dauer insgesamt: Es kann variieren. Auch wenn dein Kind sehr schnell alles versteht, rate ich dazu, den Schritt nicht zu schnell abzuhaken. Nur weil es rasch klappt, braucht dein Kind trotzdem Zeit, um alles sicher abzuspeichern. Übe also mindestens zwei Wochen alle Zerlegungen, bei Bedarf länger!

Schritt 3
Aufgaben im Zahlenraum bis 10 automatisieren

Überblick und Bedeutung

Die Fähigkeit, sämtliche Aufgaben im Zahlenraum bis 10 zu automatisieren, hat eine riesige Bedeutung! Wenn dein Kind hier sicher ist, hat es sich bereits ein sicheres Fundament aufgebaut!
Zunächst ist es wichtig, Einsicht in den Vorgang des Addierens und Subtrahierens zu gewinnen. Dabei wird dein Kind zuerst wieder handelnd aktiv. Nach einer gewissen Zeit beginnt es, das grundsätzliche Verstehen des Vorgangs mit der Automatisierung zu verknüpfen.
Bei vielen Kindern stellt sich das Automatisieren ganz von selbst ein. Sollte dies bei deinem Kind nach einiger Zeit nicht der Fall sein, nutze die in diesem Kapitel vorgestellte Technik.

Die Tabellen des kleinen Einspluseins und Einsminuseins findest du im Anhang.

Anleitung zur Addition und Subtraktion

- Arbeite mit dem Steckbrett / Legebrett.
- Erkläre zunächst die Addition mit einfachen Worten: „Bei Plus kommt immer etwas dazu. Es wird mehr!"
- Du sagst: „Stecke 3 blaue Stecker. Jetzt kommen 2 rote Stecker dazu. Wie viele sind es jetzt?"
- Wenn dein Kind die Strategie des Blitzlesens beherrscht, sieht es sofort, dass es 5 sind.
- Versprachlicht es: „3 plus 2 ist gleich 5."
- Erkläre die Subtraktion: „Bei Minus kommt immer etwas weg. Es wird weniger!"
- Du sagst: „Stecke 8 blaue Stecker. Jetzt nimm 4 weg. Wie viele bleiben übrig?"
- Übe möglichst viele Aufgaben. Manche Kinder wissen schon bald die Antwort, ohne die Stecker zu benutzen.
- Wenn dein Kind die Vorgänge der Addition und Subtraktion verstanden hat, kann es jetzt Aufgaben im Heft rechnen. Du kannst deinem Kind Aufgaben diktieren oder vorschreiben, so dass es nur das Ergebnis zu notieren braucht.

  Meist ist es sinnvoll, zunächst eine Weile Plusaufgaben rechnen zu lassen, dann Minusaufgaben und schließlich beides gemischt. Lasse dein Kind täglich mindestens 10 Aufgaben rechnen, und wenn es ihm Freude macht, kannst du die Anzahl beliebig ausdehnen.
- Es gibt Kinder, die schon bald ein so sicheres Zahlengefühl entwickeln, dass sie sehr schnell alle Aufgaben lösen können, ohne zu überlegen. Sie haben ein inneres Zahlenbild aufgebaut und wissen einfach, wie viel 4+5 ergibt, ohne nachzudenken.

- Beobachte genau, wie dein Kind arbeitet. Wenn es zu Beginn bei jeder Aufgabe noch etwas überlegen muss oder auch die Finger zu Hilfe nimmt, ist dies für den Moment noch völlig in Ordnung.
- Mit der Zeit stellt sich bei fast allen Kindern die Automatisierung aller Aufgaben des kleinen Einspluseins und des kleinen Einsminuseins ein.
- Das Ziel ist, dass dein Kind alle Aufgaben „weiß“ - es soll nicht mehr nachdenken und schon gar nicht zählen müssen!

Umkehr- und Tauschaufgaben

Umkehr- und Tauschaufgaben helfen dabei, Einsichten in die Zahlbeziehungen zu erweitern.
Tauschaufgaben hat dein Kind schon bei den Zerlegungen kennen gelernt. Auch sie kannst du nun wieder aufgreifen.
Erkläre deinem Kind: „Es ist egal, welche Zahl beim Plusrechnen vorne steht, das Ergebnis bleibt gleich. Tauschaufgaben können manchmal helfen, denn es ist leichter, etwas zu rechnen, wenn die größere Zahl vorne steht!“
Zeige dies an einem geeigneten Beispiel, wie etwa 2 + 8.

Dein Kind lernt auch Umkehraufgaben kennen. Es notiert so im Heft:

3 + 6 = 9	9 – 6 = 3
1 + 7 = 8	8 – 7 = 1
4 + 3 = 7	7 – 3 = 4

Aus Umkehr- und Tauschaufgaben lassen sich auch Aufgabenfamilien aus 3 Zahlen bilden. Wir nehmen zum Beispiel 8, 3 und 5:

$$3 + 5 = 8$$
$$5 + 3 = 8$$
$$8 - 3 = 5$$
$$8 - 5 = 3$$

Gib deinem Kind 3 Zahlen vor und lasse es alle 4 Aufgaben notieren.

Sachaufgaben

Sich selbst Sachaufgaben auszudenken (und auch aufzuschreiben oder aufzumalen), ist ein hervorragendes Mittel, um innere Vorstellungen zu „erwecken“. Ich erlebe häufig, dass Kindern die Aufgabe 3+4 einfach zu abstrakt ist. Frage ich aber: „Du hast 3 Kirschen und dein Bruder hat 4. Wie viele habt ihr beide zusammen?“, dann weiß das Kind plötzlich, was gemeint ist, und nennt die Antwort.
Gerade jüngeren Kindern hilft diese Methode, um Mengen zu verstehen und den Weg ins Abstrakte zu schaffen.

Denkt euch ganz einfache Geschichten aus:

Paul lädt 6 Kinder zum Geburtstag ein. Es kommen aber noch seine beiden Cousinen. Wie viele Kinder sind dann da?

Simone hat 10 Törtchen gebacken. Sie schenkt eines Papa, eines Mama, eines ihrer Schwester und eines Oma. Wie viele sind noch übrig?

Welche Schwierigkeiten sind möglich?

Einige Kinder haben Probleme damit, sich die Aufgaben des Einspluseins und Einsminuseins zu merken.

Was kannst du tun?

Stellst du fest, dass dein Kind sich auch nach einer längeren Zeit die Aufgaben nicht merken kann und immer wieder zählen muss, solltest du anders vorgehen. Gehe zunächst noch einmal zum Steckbrett/Legebrett zurück. Übe noch eine Weile damit weiter. Wenn du merkst, dass dein Kind damit sicher arbeiten kann, kannst du auf eine Methode aus der Lernförderung zurückgreifen, die meist rasch Fortschritte zeigt:

Anleitung zum Automatisieren

- Arbeite mit Karteikarten! Auf die Vorderseite der Karteikarte schreibst du die Aufgabe, auf die Rückseite das Ergebnis. Nehmt euch für jeden Tag etwa 5 Aufgaben vor.
- Die Karten kann dein Kind vor sich legen. Du zeigst auf eine Karte und liest die Aufgabe vor. Dein Kind nennt das Ergebnis.
- Weiß es das Ergebnis nicht, soll es nicht lange überlegen oder gar zählen, sondern die Karte umdrehen und das Ergebnis vorlesen. Auf diese Weise lernt es die Aufgabe auswendig.
- Nehmt euch zuerst die Plusaufgaben vor und danach die Minusaufgaben.
- Übt so lange, bis alle Aufgaben gesichert sind.

Sollte dein Kind mit 5 Aufgaben noch überfordert sein, dann reduziere die Menge. Wenn dein Kind sich pro Tag nur 2 Aufgaben merken kann, dafür aber sicher, ist dies in Ordnung! Vermeide jeden Stress und jede Anstrengung!
Warte in Ruhe ab und arbeite regelmäßig mit deinem Kind. Es hat keinen Sinn weiterzugehen, wenn dein Kind nicht sicher ist!

Dauer

Tägliche Übungszeit: 10 bis 20 Minuten.

Dauer insgesamt: Nimm die Zeit, die dein Kind braucht! In der Schule dürfen Kinder sich während mehrerer Monate mit dem Zahlenraum bis 10 beschäftigen. Auch bei schnellen Rechnern rate ich dir dazu, wenigstens 4 Wochen lang im Zahlenraum bis 10 zu arbeiten.

Schritt 4
Zahlenraum bis 20

Überblick und Bedeutung

Dieser Schritt umfasst die folgenden Stufen:

- Zahlen bis 20 kennen lernen, Zählübungen, Rechnen mit der 10;
- Verdoppeln und Halbieren von Zahlen;
- Rechnen im Zahlenraum 10 bis 20; Zehnerübergang.

Es ist wichtig, die Analogie der Aufgaben zu verstehen. Unser Zehnersystem ist immer gleich aufgebaut – einmal verstanden, hat dein Kind auch keine Schwierigkeiten mehr, bis 100 zu rechnen.
Einige Kinder begreifen die Analogie recht schnell, entweder von selbst oder anhand der Darstellung am Material. Hat dein Kind Schwierigkeiten damit, den Zusammenhang nachzuvollziehen, beharre nicht darauf, sondern lasse es einfach viele Aufgaben nach dem vorgestellten Beispiel

rechnen; meist stellt sich das Verstehen schlicht beim Umgang mit den Aufgaben ein.

Stufe 1
Zahlen bis 20

Die meisten Kinder können schon gut bis 20 zählen. Lasse dein Kind also zunächst einige Male zählen, vorwärts und rückwärts, und lasse es weiterzählen („Zähle weiter: 13, ...").
Lege verschiedene Anzahlen von Material auf den Tisch oder Boden (zum Beispiel 12 Muggelsteine, 17 Bohnen, 15 Perlen und so weiter) und lasse dein Kind wieder zählen; dabei siehst du gleich, ob es sorgfältig oder zu schnell und ungenau vorgeht, und kannst entsprechend eingreifen.
Auch ein Zahlenstrahl sollte an dieser Stelle wieder zum Einsatz kommen. Du kannst wiederum mit deinem Kind einen Zahlenstrahl bis 20 auf den weißen Block zeichnen und dein Kind die Zahlen eintragen lassen. So lernt dein Kind gleich, die Zahlen bis 20 zu schreiben.
Als Übung kannst du mehrere Zahlenstrahle zeichnen und immer nur wenige Zahlen selbst eintragen, den Rest ergänzt dein Kind. Auch Maßbänder und große Lineale könnt ihr zusätzlich betrachten. Übungen mit Größer/Kleiner und Vorgänger/Nachfolger kann dein Kind ebenfalls wie in Schritt 1 beschrieben durchführen.
Wenn du das Gefühl hast, dass dies deinem Kind mit den „großen Zahlen" noch schwer fällt, könnt ihr wieder mit Karteikarten arbeiten. Zeichne dann mit Kreide einen langen Strich auf den Boden und lasse dein Kind die Karten an die passenden Stellen verteilen. Es kann dann zählend den

Zahlenstrahl entlanggehen und sich Nachbarzahlen leichter einprägen.

Jetzt soll dein Kind Zehner und Einer bündeln:

- Lege wieder eine Menge von Muggelsteinen (zwischen 10 und 20) auf den Tisch.
- Dein Kind soll jeweils 10 auf einen Haufen schieben (den Zehner) und den Rest daneben legen (die Einer).
- So erkennt es bald, wie leicht es ist, Aufgaben mit 10+ zu rechnen. Versprachlicht es: „Ein Zehner und 4 Einer sind 14".

Anschließend könnt ihr – wenn ihr möchtet und es für dein Kind angemessen erscheint - mit Material arbeiten.
Es eignen sich Steckwürfel, die man zu Zehnerstangen zusammenstecken kann, ebenfalls Montessori-Material (Zehnerstäbe und Einerwürfel aus Holz), oder auch ein Zwanziger-Rechenrahmen.

- Du sagst: „Lege (oder schiebe) einen Zehner und 8 Einer!" Dein Kind kann die Aufgaben bei diesen Übungen sowohl haptisch (mit der Hand) als auch visuell (es sieht, was es legt oder schiebt) und akustisch (es spricht und hört die Aufgabe) abspeichern.
- Lege oder schiebe auch hier verdeckt Aufgaben und lasse dein Kind anschließend erkennen, welche Zahl dargestellt ist (Blitzlesen).

Arbeitet dann mit dem Heft:

- Dein Kind schreibt die Zahl 11, dahinter einen blauen Strich (dies symbolisiert den Zehner) und dahinter einen roten Punkt (1 Einer). Anschließend kann es gleich die Rechnung schreiben: 10 + 1 = 11 (siehe Foto).
- Dann schreibt es die 12, dahinter einen Zehner-Strich und 2 Einerpunkte, die Rechnung 10 + 2 = 12 und so weiter.
- Bei der 20 muss es 2 Zehnerstriche zeichnen.
- Du kannst für dein Kind Zahlen durcheinander im Heft aufschreiben, es zeichnet dann die passende Darstellung und schreibt die Rechnung dazu. Zusätzlich kannst du auch Zahlen diktieren.

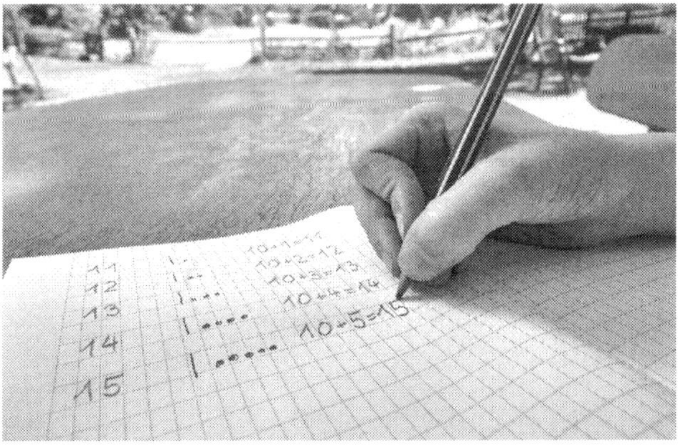

Dauer

Tägliche Übungszeit: 10 bis 20 Minuten.

Dauer insgesamt: 2 bis 4 Wochen, bei Bedarf länger.

Stufe 2
Verdoppeln und Halbieren

Dein Kind sollte sich alle Verdoppelungsaufgaben einprägen. Übe sie mit ihm: 1+1, 2+2, 3+3, 4+4, 5+5, 6+6, 7+7, 8+8, 9+9, 10+10. Fast alle Kinder merken sie sich nach nur kurzer Zeit! Etwas schwerer fällt manchen Kindern das Halbieren. Um es anschaulicher zu machen, könnt ihr wieder Material zu Hilfe nehmen. Auch praktische Übungen aus dem Alltag helfen: „Halbiere die Butter! Schneide das Blatt in der Mitte durch!" So „begreift" dein Kind den Vorgang und kann ihn aufs Rechnen übertragen.

Dauer

Tägliche Übungszeit: 10 Minuten.

Dauer insgesamt: 1 bis 2 Wochen, bei Bedarf länger.

Stufe 3
Rechnen im Zahlenraum 10 bis 20

Hier geht es darum, die Analogie zu den Aufgaben bis 10 zu erkennen. Mache es anschaulich:

- Lege 3 blaue und 2 rote Steckwürfel vor dein Kind.
- Es erkennt die Aufgabe 3+2=5.
- Nun legst du einen Zehner neben die 3.
- Dein Kind erkennt: Aus der 3 wurde die 13, aus dem Ergebnis 5 wurde 15.

Mit Minusaufgaben kannst du ähnlich verfahren:

- Lege 5 blaue Steckwürfel und schiebe 3 etwas zur Seite.
- Dein Kind erkennt die Aufgabe 5-3=2.
- Nun wird ein Zehner neben die 5 gelegt.
- Aus der 5 wurde 15.
- 3 Steckwürfel werden nun zur Seite geschoben: Aus dem Ergebnis 2 wurde 12.

Übt dies einige Male und lasse dein Kind viel dazu sprechen. Wenn es praktisch gut klappt, schreibt dein Kind nun im Heft die beiden analogen Aufgaben auf:

$$4 + 3 = 7$$
$$14 + 3 = 17$$
$$6 - 4 = 2$$
$$16 - 4 = 12$$

Später kann es nur noch die „große“ Aufgabe aufschreiben; wenn es ihm leichter fällt, kann es als zusätzliche visuelle Hilfe die Zehner blau und die Einer rot einfärben.

Dauer

Tägliche Übungsdauer: 15 bis 20 Minuten.

Dauer insgesamt: 2 bis 4 Wochen, bei Bedarf länger.

Stufe 4
Zehnerübergang

Zu diesem Zeitpunkt wird dein Kind zum ersten Mal einen Vorgang in mehreren Schritten durchführen. Wir beachten zunächst:
Wir rechnen immer erst bis zur 10 und dann weiter.

Als Vorübung dazu hat sich in meinen Klassen die folgende Übung bewährt:

- Nimm 5 Karteikarten. Auf jeder steht ein Zahlenpaar auf der Vorder- und Rückseite, das zusammen 10 ergibt.
- Schreibe je vorne und hinten die Zahl: 1 – 9; 2 – 8; 3 – 7; 4 – 6; 5 – 5.
- Erkläre deinem Kind, dass wir diese Zahlen die Zahlenpartner nennen, die zusammen 10 ergeben.
- Nun lege die Karten vor dein Kind.
- Zeige auf eine Karte, zum Beispiel die 3.
- Du fragst: „Wie heißt der Partner von 3?"
- Dein Kind weiß, dass auf der Rückseite die 7 stehen muss.
- Weiß es die Antwort nicht, drehe die Karte um und lasse dein Kind wiederholen: 3+7=10.

Übt eine Weile damit, bis dein Kind jede Aufgabe sicher weiß. Drehe die Karten immer wieder andersherum, so dass jede Möglichkeit gut „sitzt".

Jetzt geht es an die Aufgaben. Arbeite zunächst wieder praktisch.

Wir nehmen als Beispiel 8+6.

- Du schiebst auf dem Rechenrahmen 8 Perlen zur Seite und sagst: „Wir rechnen erst immer bis zur 10. Wie heißt der Partner von 8?“
- Dein Kind weiß, dass es 2 sind, und schiebt die beiden Perlen dazu. Es kann nun auch sehen, dass der Zehner voll ist.
- Du sagst: „Wir möchten insgesamt 6 zu den 8 dazu zählen. Die 6 hat uns schon 2 geschenkt. Wie viele müssen wir jetzt noch zur 10 dazurechnen?“
- Dein Kind muss also 6-2 schnell im Kopf errechnen. Es kommt auf die Zahl 4, und es weiß: 10+4 sind 14. Es kann 4 Perlen schieben und sein Ergebnis verkünden.
- Übe eine Weile auf diese Weise.

Im nächsten Schritt löst sich dein Kind von der praktischen Hilfe und schreibt Aufgaben in sein Heft. Es kann zunächst so aufschreiben:

$$7 + 9 =$$

Das Ergebnis bleibt noch offen. Dein Kind sagt: „Wir rechnen bis zur 10. Der Partner von 7 ist 3.“ Es schreibt darunter:

$$7 + 3 = 10$$

Dein Kind sagt: „Die 9 hat uns schon 3 geschenkt. Es bleiben noch 6.“ Es schreibt:

$$10 + 6 = 16$$

Nun kann es oben die Zahl 16 eintragen.
Im Überblick sieht es so aus:

$$
\begin{aligned}
7 + 9 &= \\
7 + 3 &= 10 \\
10 + 6 &= 16
\end{aligned}
$$

Lasse dein Kind ein Weile ausführlich üben.

Beim Minusrechnen gehst du auch zunächst praktisch vor. Wir nehmen das Beispiel 14-6.

- Am Rechenrahmen schiebt dein Kind zunächst die Zahl 14.
- Auch hier gilt: Wir rechnen erst bis zur 10.
- Erst einmal werden also die 4 Perlen in der unteren Reihe wieder zur Seite geschoben. Es bleibt 1 Zehner.
- Dann sagst du: „Die 6 hat uns schon 4 geschenkt. Was müssen wir von der 10 jetzt noch abziehen?“
- Dein Kind rechnet 10-2=8.

Im Heft sieht es so aus:

$$
\begin{aligned}
14 - 6 &= \\
14 - 4 &= 10 \\
10 - 2 &= 8
\end{aligned}
$$

Zum Schluss wird die 8 oben eingetragen.

Diese Aufgaben lassen sich natürlich auch mit den Steckwürfeln oder Zehnerstangen verdeutlichen. Entscheide dich für ein Material, das euch beiden zusagt.

Übe den Zehnerübergang über einen längeren Zeitraum. Mit der Zeit kann dein Kind im Kopf auf 10 ergänzen bzw. zur 10 hinuntergehen und schnell auf das Ergebnis kommen.
Es braucht dann nicht mehr pro Aufgabe drei Schritte aufzuschreiben, sondern nur noch die eigentliche erste Rechnung.

Welche Schwierigkeiten sind möglich?

Der Zehnerübergang ist ein komplexer Vorgang. Viele Kinder können es nicht auf Anhieb und fallen wieder in das zählende Rechnen zurück.

Was kannst du tun?

Verweile ausreichend lange bei den praktischen Übungen. Lasse dein Kind auch beim Rechnen im Heft das Material mitbenutzen.
Beachte unbedingt, dass du bei Schwierigkeiten immer nur kleine Lernportionen pro Tag behandeln solltest, und höre immer auf, wenn dein Kind einen Erfolg hatte. Das wird sein Selbstvertrauen stärken.
Es hilft auch, diesselbe Rechnung immer wieder durchzugehen und zu versprachlichen. Wenn sich dieses Muster eingeschliffen hat, kann dein Kind es auf andere Rechnungen übertragen.

Dauer

Tägliche Übungszeit: 10 bis 20 Minuten.

Dauer insgesamt: Mindestens 4 Wochen, auch für schnelle Rechner. Ansonsten nehmt euch die Zeit, die dein Kind braucht.

Schritt 5:
Zahlenraum bis 100

Überblick und Bedeutung

Für die Zahlvorstellung im Zahlenraum bis 100 ist es wichtig, dass dein Kind auf sein Vorwissen zurückgreifen kann. Wiederum hat es mit Bündelung und analogen Aufgaben zu tun. Auch der Zehnerübergang spielt wieder eine Rolle. Wir gehen auch hier vom Praktischen ins Abstrakte.

Nacheinander gehen wir diese Stufen ab:

- Zehnerzahlen / Zahlen bis 100 sprechen und schreiben üben;
- Rechnen mit zweistelliger und einstelliger Zahl;
- Rechnen mit zwei zweistelligen Zahlen ohne Zehnerübergang;
- Rechnen mit zwei zweistelligen Zahlen mit Zehnerübergang;
- das kleine Einmaleins.

Stufe 1
Zehnerzahlen / Zahlen bis 100

Lasse dein Kind in Zehnerschritten zählen: 10, 20, 30 ...
Der Rechenrahmen oder Zehnerstangen sind gut geeignet, um eine Vorstellung von der Menge zu entwickeln.
Lasse dein Kind gleichzeitig sprechen und je 10 Perlen schieben. Lege oder schiebe du einige Zehner und lasse dein Kind die Anzahl bestimmen. Oder sage: „Schiebe 3 Zehner! Wie heißt die Zahl?“
Du kannst an dieser Stelle bereits rechnen lassen: „Schiebe 4 Zehner plus 6 Zehner. Wie viele Zehner haben wir dann?“

Nun kommen wir zu Zehnern und Einern. Lege eine große Menge Material (zum Beispiel Bohnen) auf den Tisch.
Lasse dein Kind jetzt Zehner bündeln, also je 10 Bohnen auf kleine Haufen legen. Es hat zum Beispiel am Schluss 5 Zehner gebündelt. Es bleiben aber noch 4 Bohnen übrig. Du sagst: „Wir haben 5 Zehner und 4 Einer. Das sind 54.“
Stelle deinem Kind möglichst viele solcher Aufgaben und übt das richtige Sprechen.

Im Heft kannst du ebenfalls verschiedene Darstellungen zur Übung verwenden und dabei auch das Stellenwertsystem mit einbeziehen.

- Du schreibst: 3Z 7E.
- Dein Kind spricht „3 Zehner und 7 Einer sind 37.“, und schreibt die Zahl dahinter.
- Du kannst zudem auch 8 Zehnerstangen und 3 Einerpunkte aufmalen - dein Kind erkennt und schreibt die Zahl 83.

Durch diese Übungen lernt dein Kind, dass der Zehner zuerst stehen muss, auch wenn wir den Einer zuerst sprechen. Die Aufgaben funktionieren natürlich auch umgekehrt: Du schreibst die Zahl 26, dein Kind schreibt dahinter 2Z 6E, dann malt es noch 2 Zehnerstangen und 6 Einerpunkte dazu.

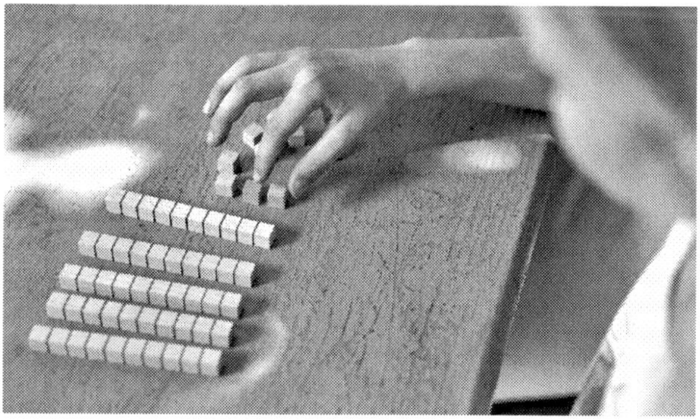

Dauer

Tägliche Übungszeit: 10 bis 20 Minuten.

Dauer insgesamt: Mindestens 1 Woche, bei Bedarf länger.

Stufe 2
Rechnen mit zweistelliger und einstelliger Zahl

Wir beginnen mit Aufgaben ohne Zehnerübergang. Das Ziel ist hierbei, dass dein Kind erkennt: Das Prinzip ist das Gleiche wie bei den Aufgaben zwischen 10 und 20.

Du kannst also ähnlich vorgehen wie bei Schritt 2:

- Lege zunächst mit Einern die „kleine“ Aufgabe 3+3=6.
- Nun legst du noch 4 Zehner dazu.
- Dein Kind erkennt, dass nun aus der Aufgabe 3+3=6 die Aufgabe 43+3=46 geworden ist.

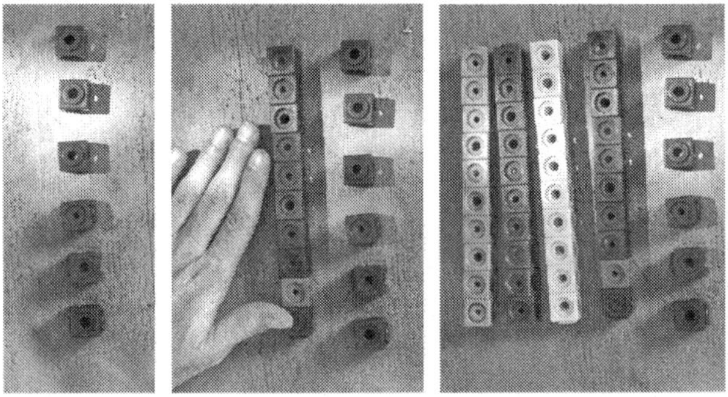

Bei Minusaufgaben kannst du genau so verfahren.
Zeige zunächst die kleine Aufgabe und verbinde sie dann mit Zehnern.

Schließlich wird im Heft gerechnet. Dein Kind kann auch hier erst die kleine Aufgabe notieren:

$1 + 4 = 5$	$8 - 6 = 2$
$61 + 4 = 65$	$78 - 6 = 72$

Schließlich ist dies nicht mehr nötig, und es kann nur die große Aufgabe notieren und bei Bedarf Zehner und Einer in verschiedenen Farben einfärben.

Nun lernt dein Kind das Rechnen mit zweistelliger Zahl und einstelliger Zahl mit Zehnerübergang. Dies funktioniert im Grunde ebenso wie beim Übergang über die 10, nur mit "großen" Zehnern.

Du kannst den Vorgang zunächst mit Zehnerstangen darstellen. Lege zum Beispiel die Zahl 57 (5 Zehnerstangen und 7 Einerwürfel) und erkläre deinem Kind, dass du nun 7 dazurechnen wirst (lege also 7 Würfel daneben).

Du sagst: "Wir rechnen zuerst bis zum Zehner. Wie heißt der Partner von 7?" Dein Kind weiß: "Der Partner von 7 ist 3!"

Es kann von den 7 Würfeln schon 3 zu den anderen legen und auch als vollständigen Zehner zusammenstecken - damit sind es 6 Zehner.

Nun erklärst und zeigst du ihm: "Die 7 hat uns schon 3 geschenkt. Wie viel bleibt nun noch übrig?"

Dein Kind rechnet also 7-3 und sieht zugleich, dass noch 4 Würfel übrig sind. Es muss nun also nur 60+4 rechnen und hat das richtige Ergebnis.

Hat dein Kind diesen Weg verstanden und einige Male wiederholt, rechnet es im Heft. Es notiert zunächst in drei Schritten:

29+6=

29+1=30

30+5=35

Nach einiger Zeit kann es nur noch die erste Aufgabe notieren und den Rest im Kopf ausrechnen.

Achte darauf, dass es nicht ins zählende Rechnen verfällt.

Die Subtraktion stellst du ebenfalls zunächst mit Steckwürfeln veranschaulichen: Lege zum Beispiel die Zahl 32 (3 Zehnerstangen, 2 Einerwürfel) und erkläre: "Wir ziehen nun 5 ab. Zuerst rechnen wir bis zum Zehner."
Dazu werden die beiden Einer zur Seite geschoben - es bleiben noch 3 Zehner.
Du fragst: "Die 5 hat uns schon 2 geschenkt. Wie viel müssen wir nun noch abziehen?"
Dein Kind rechnet 5+2 und soll nun von einerm Zehner 3 Einerwürfel "abbrechen". Es bleibt das Ergebnis 27.
Eine Möglichkeit ist auch, dein Kind zu fragen: "Wie heißt der Partner von 3?" Da es 7 ist, muss das Ergebnis 27 sein - diesen "Trick" kann dein Kind beim schriftlichen Bearbeiten dieser Aufgaben als Rechenhilfe verwenden.

Nachdem dein Kind den Rechenweg einige Male anhand des Materials nachvollzogen hat, wird auch die Subtraktion im Heft geübt; es sieht so aus:

91-8=
91-1=90
90-7=83

Schließlich wird auch hier nur noch die erste Rechnung notiert und im Kopf gerechnet.

Was du bei Schwierigkeiten tun kannst

Manchen Kindern fällt es schwer, den "nächsten Zehner" zu benennen, wenn es zunächst "bis zum Zehner" rechnen soll. Du kannst in diesem Fall einen Zahlenstrahl auf den Tisch

legen und dein Kind zunächst dort mit dem Finger die Zahl zeigen lassen, mit der ihr rechnet ("Zeige mir: Wo ist die 77? Welches ist der nächst-größere/kleinere Zehner?").
Besonders bei der Subtraktion ist dieses Vorgehen hilfreich.
Du kannst auch sehr betont die Zahl aussprechen: "Wie heißt der nächst- kleinere Zehner unter 70?" Mit etwas Übung gelingt dies mit der Zeit immer besser.

Dauer

Tägliche Übungszeit: Etwa 20 Minuten.

Dauer insgesamt: Mindestens 2 Wochen, bei Bedarf länger.

Stufe 3
Rechnen mit zwei zweistelligen Zahlen ohne Zehnerübergang

Das Addieren und Subtrahieren ohne Zehnerübergang lässt sich sehr leicht mit Zehnerstangen und Einerwürfeln darstellen.
Lege zum Beispiel die Zahl 32 (3 Zehnerstangen, 2 Einerwürfel) und die Zahl 45 (4 Zehnerstangen, 5 Einerwürfel) vor dein Kind. Es kann nun leicht erkennen, dass man die Zehner und Einer einfach addieren muss – doch Vorsicht:
Ich rate dir, immer zuerst die Einer zu addieren.
Das macht es leichter, wenn der Zehnerübergang dazukommt. Dein Kind gewöhnt sich dann an, erst zu prüfen, ob es über den Zehner geht oder nicht.

Auch im Heft kann dein Kind zunächst ausführlich schreiben:

24 + 34 =
24 + 4 = 28
28 + 30 = 58

Jetzt muss nur die 58 oben eingetragen werden.
Bald kann dein Kind ohne die beiden Zusatzaufgaben rechnen. Zur besseren Übersicht können wiederum Zehner blau und Einer rot gefärbt werden.

Lasse dein Kind auch bei den Minusaufgaben zuerst den Einer abziehen! Im Heft sieht es so aus:

95 - 21 =
95 - 1 = 94
94 -20 = 74

Nun muss nur noch das Ergebnis 74 eingetragen werden.

Dauer

Tägliche Übungszeit: 10 bis 20 Minuten.

Dauer insgesamt: Wenigstens 2 Wochen, bei Bedarf länger.

Stufe 4
Rechnen mit zwei zweistelligen Zahlen mit Zehnerübergang

Jetzt kommt wieder der Zehnerübergang ins Spiel. Wir müssen bei dieser Rechenoperation unbedingt mit den Einern beginnen. Dies hat dein Kind bereits auf der vorigen Stufe gut geübt. Später beim schriftlichen Untereinander-Rechnen beginnen wir übrigens ebenfalls immer mit dem Einer!

Wiederum kannst du mit Hilfe der Zehnerstangen und Einerwürfel den Vorgang zunächst anschaulich darstellen:

- Lege die Zahl 48 (4 Stangen, 8 Würfel) und die Zahl 25 (2 Stangen, 5 Würfel).
- Dein Kind soll nun – wie es gelernt hat – zuerst die Einer addieren.
- Es merkt: Es geht über den Zehner.
- Du erklärst: „Wir rechnen wieder erst bis zum Zehner!"
- Dein Kind findet den Partner von 8 – es ist die 2.
- Damit ist es bei 50.
- Nun überlegt es: "Die 5 hat mir schon 2 geschenkt, also muss ich noch 3 zur 50 dazurechnen, also 53."
- Jetzt ist es leicht, zur 53 noch 20 dazuzurechnen.

Im Heft sieht es so aus:

$$48 + 25 =$$
$$48 + \ \ 5 = 53$$
$$53 + 20 = 73$$

Die 73 wird zum Schluss oben eingetragen.

Bei Minusaufgaben kannst du ebenfalls zunächst am Material zeigen, dass wir den Zehner überschreiten.

- Lege mit Zehnern und Einern die Zahl 73, von der wir 47 abziehen wollen.
- Dein Kind rechnet zunächst bis zum Zehner, also 73 minus 3, dann ist es bei 70.
- Es überlegt: „Die 7 hat uns schon 3 geschenkt, also muss ich von 70 noch 4 abziehen."
- Es hat dann 66 und muss nun noch die 40 abziehen.

Im Heft sieht es so aus:

73 - 47 =
73 - 7 = 66
66 - 40 = 26

Das Ziel ist schließlich, ohne Zwischenrechnungen zu rechnen.

Welche Schwierigkeiten sind möglich?

Vor allem die Subtraktion ist ein sehr komplexer Vorgang. Mehrere Schritte müssen nacheinander ausgeführt werden. Wenn dein Kind auch nach häufigem Üben Schwierigkeiten hat, rate ich dir zu einem vereinfachten Vorgehen, das ich schon häufig in meinen Klassen angewendet habe und auf der nächsten Seite beschreibe.

Was kannst du tun?

Schreibe die Aufgabe 73 – 47 groß auf.
Erkläre nun: „Wir rechnen 3 minus 7 – das geht nicht. Was machen wir? Die 3 weiß etwas: Sie geht zu ihrem Zehner, der 70. Sie bittet: Bitte, liebe 70, gib mir einen Zehner ab!
Die 70 ist freundlich und tut das. Aber sie ist nun keine 70 mehr, sondern: Eine 60.
Um uns das zu merken, schreiben wir klein eine 6 über die 7. Aus der 3 ist mit dem Zehner jetzt die 13 geworden, wir rechnen 13 – 7, das ist 6.
Wir schreiben die 6 an die Einerstelle. Jetzt müssen wir nur noch Zehner minus Zehner rechnen, also 60 minus 40, das ist 20, wir schreiben die 2 an die Zehnerstelle und haben 26.“

Diese kleine Geschichte war all meinen Schülern bisher immer so einprägsam, dass sie sie mühelos im Kopf behalten konnten, und auch schwächeren Kindern gelang mit Hilfe dieser Methode sehr bald das sichere Rechnen der Subtraktion zweier zweistelliger Zahlen mit Zehnerübergang!

Dauer

Tägliche Übungszeit: 15 bis 20 Minuten.

Dauer insgesamt: Um all diese Schritte zu verstehen, sie nacheinander durchzuführen und um schließlich dahin zu kommen, ohne Zwischenrechnung zu arbeiten, benötigen die meisten Kinder gut 4 Wochen Übungszeit. Dehne die Zeit bei Bedarf beliebig aus.

Stufe 5
Das kleine Einmaleins

Dein Kind soll zunächst verstehen, dass Malnehmen eine verkürzte Form von Plusrechnen ist. Ihr könnt wieder praktisch beginnen:

- Lege 5 Häufchen mit je 3 Bohnen auf den Tisch.
- Dann zählt ihr: 3 + 3 + 3 + 3 + 3 = 15.
- Du erklärst deinem Kind, dass man diese lange Plusaufgabe durch eine kurze Malaufgabe verkürzen kann.
- Ihr tippt nacheinander jede 3 an und sprecht: „1 mal 3, 2 mal 3, 3 mal 3, 4 mal 3, 5 mal 3."
- Führt die Übung an möglichst vielfältigem Material durch (3 mal 7 Steckwürfel, 6 mal 2 Nudeln, 4 mal 9 Perlen ...).

Das kleine Einmaleins wird nun schrittweise erarbeitet:

- Nehmt euch für jede Reihe ausreichend Zeit.
- Schreibt die Reihe jeweils ins Heft.
- Übt sie täglich mündlich und schriftlich.
- Lasse dein Kind nach Möglichkeit selbst herausfinden, welche Zusammenhänge zwischen den Zahlen bestehen. Kinder können meist sehr leicht erkennen, dass „mal 2" die Verdoppelungsaufgabe ist, und dass bei „mal 10" einfach nur eine 0 an die Zahl gehängt wird.
- Viele erkennen bald, dass sie etwa bei 9 mal 3 von 10 mal 3 ausgehen können und von der 30 nur 3 abziehen müssen.

Das Erkennen dieser Zusammenhänge hilft deinem Kind, den Vorgang zu verstehen, aber beachte:
Es ist aus meiner Sicht trotzdem nicht ratsam, jede Aufgabe mit einem „Trick“ auszurechnen. Das kleine Einmaleins muss auswendig gelernt, die Aufgaben müssen „gewusst“ werden wie auch das kleine Einspluseins und das kleine Einsminuseins.

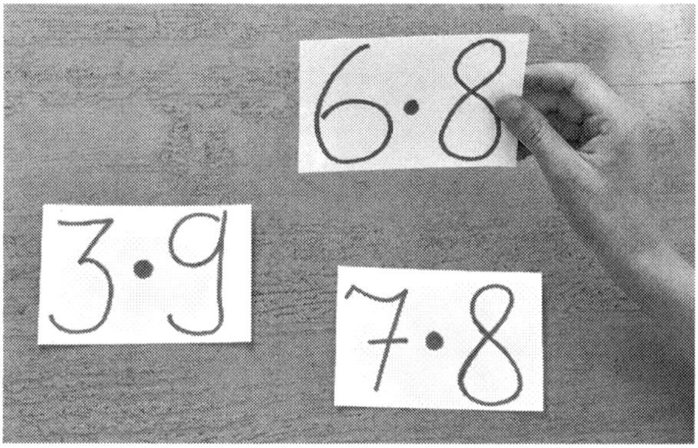

Welche Schwierigkeiten sind möglich?

Meist beherrschen Kinder die ersten Reihen (der 1,2,3,4 und 5) noch relativ schnell. Bei den größeren Zahlen wird es meist schwieriger, alles abzuspeichern.

Was kannst du tun?

Hat dein Kind noch Probleme, sich die Reihen oder einzelne Aufgaben daraus zu merken (zum Beispiel 6 mal 8), kannst du – wie in Schritt 3 beschrieben – mit den Karteikarten arbeiten.

Für das spätere Bruchrechnen ist das Auswendig-Wissen, das automatische Abrufen des kleinen Einmaleins unerlässlich. Notiere Reihen oder einzelne Aufgaben auf der Karteikarte, auf der Rückseite steht das Ergebnis. Nehmt euch täglich einige Aufgaben vor und übt sie gut ein.

Dauer

Tägliche Übungszeit: 10 bis 20 Minuten.

Dauer insgesamt: Wenigstens 2 Monate, bei Bedarf länger.

Der Schritt 5 stellt insgesamt einen Großteil des gesamten Stoffes der Mathematik des zweiten Schuljahres dar. Du kannst deinem Kind also ausreichend Zeit lassen und für jede Einzelstufe zwischen einigen Tagen bis zu mehreren Monaten einrechnen. Gehe einfach von deinem Kind aus. Es soll mit Freude und ohne Anstrengung lernen können. Ihr habt keinen Druck von außen!

Geschafft!

Dein Kind hat eine solide Grundlage im Lesen, Schreiben und Rechnen erworben. Herzlichen Glückwunsch! Ich hoffe, ich konnte dich dazu inspirieren, weiter mit Freude und Spaß und vor allem mit Selbstvertrauen an das Homeschooling heranzugehen!

Ich hoffe, du hast bemerkt, dass wir ohne Bücher ausgekommen sind; Heft, ein wenig Material und Karteikarten waren ausreichend! In derselben Zeit, in der dein Kind - mit wenigen Mitteln, handelnd, aktiv und begleitet von einer liebenden Person - gelernt hat, hat ein Kind in der Schule unzählige Arbeitsbögen verbraucht, stundenlang in Schülerheften gearbeitet - und möglicherweise dennoch weniger effektiv gelernt.

Freue dich darüber, dass du es deinem Kind ermöglichst, in Liebe und Freiheit zu lernen, zu leben und zu wachsen!

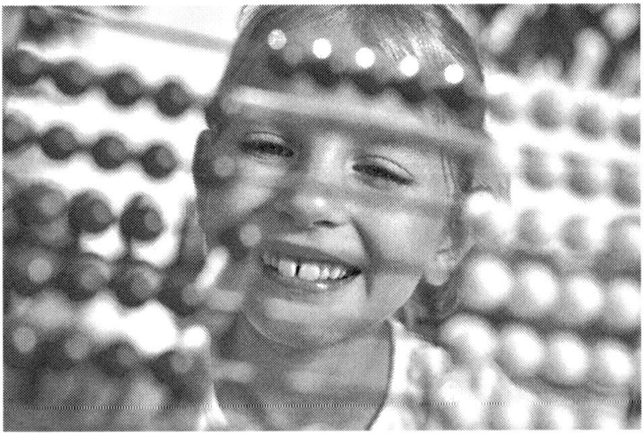

Anhang

Das kleine Einspluseins

1+0	1+1	1+2	1+3	1+4	1+5	1+6	1+7	1+8	1+9
2+0	2+1	2+2	2+3	2+4	2+5	2+6	2+7	2+8	
3+0	3+1	3+2	3+3	3+4	3+5	3+6	3+7		
4+0	4+1	4+2	4+3	4+4	4+5	4+6			
5+0	5+1	5+2	5+3	5+4	5+5				
6+0	6+1	6+2	6+3	6+4					
7+0	7+1	7+2	7+3						
8+0	8+1	8+2							
9+0	9+1								
10+0									

Das kleine Einsminuseins

10-0	10-1	10-2	10-3	10-4	10-5	10-6	10-7	10-8	10-9	10-10
9-0	9-1	9-2	9-3	9-4	9-5	9-6	9-7	9-8	9-9	
8-0	8-1	8-2	8-3	8-4	8-5	8-6	8-7	8-8		
7-0	7-1	7-2	7-3	7-4	7-5	7-6	7-7			
6-0	6-1	6-2	6-3	6-4	6-5	6-6				
5-0	5-1	5-2	5-3	5-4	5-5					
4-0	4-1	4-2	4-3	4-4						
3-0	3-1	3-2	3-3							
2-0	2-1	2-2								
1-0	1-1									

Impressum

Umschlaggestaltung, Layout, Fotos, Satz: Jochen Zick
Verlag: AutorenServices.de
Druck: Amazon Media EU S.à r.l., 5 Rue Plaetis, L-2338, Luxembourg
ISBN Paperback: 9781654094225

Printed in Poland
by Amazon Fulfillment
Poland Sp. z o.o., Wrocław

54379751R00065